コロナウイルスの感染や重症化を未然に防ぐ！

賀先生が教える
免疫力を高める
「鍼」と「漢方」

賀偉
精誠堂院長

はじめに

２０２０年3月下旬、中国メディア「東方新報」東京支局の記者が私の診療所を訪れました。来日の目的は、新型コロナウイルス感染症に関する私へのインタビューです。武漢に始まった新型コロナウイルス感染症は瞬く間に世界に広がり、その感染の勢いは１年経った今でも収束する気配がありません。そこで私は次のように話しました。

《新型コロナウイルス感染症は、中医学で言うところの「癘気《れいき》」にあたります。癘気とは、気候風土における一種のエネルギーの平衡《へいこう》状態が破られた状態であり、いつでもどこにでも発生する可能性がある現象です。今回の新型コロナウイルスに始まったことではなく、現代医学のウイルス理論とも一致しています。人から人への感染が深刻になるほど広がり、止むことなく拡散し続けているわけですが、この主な原因は、体を守るための生命エネルギーが不足したことにより、外からの脅威に対して体の防御機能が抵抗しきれず、防御壁が破られてしまったことにあります。これは、人体の主要構成要素の不均衡《ふきんこう》によって引き起こされます。「陰陽」「五行」の観点から見るとよく理解できると思います。陰陽・五行は中医学の基礎であるとともに、臨床の診断道具として有用です。その知識があれば、自身の体や生活習慣を知る上で必ず役に立つことと思います。また、新型コロナウイルス感染症の予防と治療のために欠かせない理論的根拠は、実は、前漢時代に編纂《へんさん》された医学書『黄帝内経《こうていだいけい》』にあり、「心身の痛みや病気は〝経絡《けいらく》〟の不調（停滞や閉塞）であり、経絡を通すことが、健康を維持し病気を取り除くための重要な方法である」と説いています》

私は、夏《か》王朝の時代から3600年という時をかけて研鑽《けんさん》されてきた漢方《かんぽう》や鍼灸《しんきゅう》が、様々な感染症をはじめとする体の健康に大変有効であり、このコロナ禍においても実証されていると確信しています。また病気の治療には、体のみならず心のケアも必要です。この本では、私の日本における施術活動と中国の伝統医学を詳しく紹介し、「漢方と鍼灸」が自身の免疫力を高め、心身の治療に効果があることを皆さんにお伝えしたいと思います。

目次

第1章 鍼《はり》と漢方《かんぽう》と歩んだ半世紀

子どもの頃、父の記憶

私は1961年に中国・北京で生まれました。兄姉の七人きょうだいの末弟です。1960年代の中国は6～7人の子どもを持つ家庭が一般的で、我が家も標準的な家族構成でした。

小学校は家から歩いて1～2分のところにあり、入学すると毎朝8時に登校して、まず毛沢東《もうたくとう》の肖像画に敬礼します。続いて体操と音楽、そして毛沢東語録を読み、先生の説明を聞くなどして、昼になると授業は終わって帰宅します。午後からは別の生徒が学校に登校します。子どもが多かったせいで、学校は二交代制でした。一般の教科を学ばなかったと話すと、日本の方は誰もが驚かれますね。

父の賀普仁《がふじん》は、若い頃から鍼灸《しんきゅう》に専心していました。子どもたちが元気に駆け回る小さな家で、来る日も来る日も患者さんに治療を施していました。そして次第に、「腕がいい」と言われるようになりました。

中国では医師の実力に応じてランクがつけられます。受け取る治療費もそのランクによって変わるのです。父の鍼《はり》が評判になるにつれて父の医師としてのランクも上がり、我が家も引っ越すごとに広くなりました。

その家の中は鍼灸の本や道具であふれていました。鍼灸を学ぶには最高の環境です。私は物心ついた頃からツボの名前を歌にして口ずさんだり、クイズにしたりして遊びました。鍼灸は私たちきょうだいの遊び道具だったのです。中学校を卒業する頃には、ツボの名前をすべて覚えてしまいました。

子どもが親の仕事を継ぐのは親にとって嬉しいものです。とはいえ、親の希望どおりにはなかなかなりません。我が家では子ども7人全員が医科大学に進み、今も医療に従事しています。これは中国でも珍しいらしく、たびたびメディアの取材を受けました。両親もきょうだいたちも意図したわけではなく、結果的にそうなったのは不思議といえば不思議なものです。

父は穏やかで、患者さんにはいつもやさしく接していましたが、兄たちに鍼を教えるとなると、とても厳しかったそうです。覚えが悪いと、兄たちは物差しを持った父に追いかけられ、よく打たれました。私は末の息子だったので、叱られた記憶はほとんどありません。たまに中国に帰ると、父に「外国でよくやっている」と褒められてばかり。兄たちには「いいよな、おまえは」とうらやましがられました。

父の時代には、文化大革命、天安門事件といった、国家的に大きな出来事があり、社会が不安定で生活の苦労は大きかったと思います。それでも父は鍼ひとすじに精進を重ね、北京中医医院（現・北京中医薬大学）の教授兼主任医師に抜擢されたのです。

父の治療院には、その腕を見込んで政府の偉い人が頻繁に訪れるようになりました。子どもだった私には政府の要人がどういう人物かを知る由《よし》もなかったのですが、後年になって国家主席をはじめとした、地位のある人たちだと聞かされました。

中国の鍼灸の歴史は古く、膨大な理論や臨床データがありながらまったく系統化されていませんでした。父はそれらを研究し、人間の体には「気・血・水」がつながって流れている、つまり人間の体は一つであるという理論を基に、「鍼灸三通法」を確立したのです。

のちに父は、非物質文化遺産代表継承人（日本の「無形文化財保持者」に相当）に認定され、政府から「鍼灸国医大師」という称号（日本の「人間国宝」に相当）を授けられました。そして、この鍼灸三通法の研究をきっかけに、鍼灸が２０１０年に世界無形文化遺産に登録されたのです。

昼は北京中医医院の教授として指導と治療にあたり、帰宅しても患者さんがやって来れば、父は必ず笑顔で対応していました。研究のために書斎にいることも多く、私はくつろぐ父の姿を見た覚えがありません。

ある日、大学から帰宅した父が、母の用意した夕食を口にしようとしたときのことです。「先生、お願いしまーす」と玄関先で声がしました。私は「やれやれ、またか」と父の顔を見ました。近所の人たちは父が帰宅する時間を狙って、我先にとやって来るのです。父にとって帰宅時刻は夕飯の時間です。そのタイミングで患者さんが来れば、夕飯をゆっくり食べることができません。疲れて帰り、しかも空腹のはずの父が、子どもながらにとても気の毒に思えたのです。

ところが、父は不思議なほどイヤな顔ひとつしないのです。腰を上げて診察室に向かい、「うんうん」とうなずき、「どれどれ」と患者さんに向かい合う。患者さんに接しているときの父は常に笑顔を絶やしません。患者さんは「あそこが痛い」「ここが苦しい」と言いながら、すべてを聞いてくれる父を信頼しきっているようでした。

「どうしてご飯も食べないで患者さんを診《み》るの？」と父に聞いたことがあります。夕飯が済むまで患者さんを待たせてもいいでしょう、と。すると父が言いました。

「人は病気になると気持ちも暗くなる。四六時中、病気のことが頭から離れないし、精神的にも不安定で、一刻も早くその苦しみから抜け出したいと思うものなんだ。体と心は一つだから、体が苦しければ心も苦しい。そういう人たちが遠いところからしんどい体をひきずって、わざわざ私を訪ねてきてくれる。だから何をおいても、治療するのは当然のことだよ」

私は、父のこの言葉を一生忘れません。

「鍼灸師には、心と技術の両方が必要」――これも父が話してくれたことです。

「この患者さんをぜひ治してあげよう。すぐに完治しなくても、たとえ治る見込みが少なくても、今よりもっと楽にしてあげよう。そう思う気持ちが大事だ」

末期がんの患者さんにターミナルケア（終末医療）を行うとき、この言葉が私の心に強く響いてきます。

そんな父も２０１５年に他界しました。89歳でした。80歳を過ぎて引退してから数年後に脳梗塞で倒れ、一時期入院していました。

脳梗塞は脳内の動脈が血栓で詰まり、脳に血液が流れなくなり、脳組織が壊死する病気です。日本でも脳血管疾患は死因の４番目にランクされ、毎年６万人以上が亡くなっています。死に至らなくても、半身麻痺や失語、意識障害などの後遺症が残ることが多く、介護が必要になることもあります。

幸い父は発見が早かったので、後遺症はありませんでした。入院したとき、担当医から血液の固まりを溶かす薬を勧められましたが、「血栓を溶かす薬はクセになる。それに血栓をつくった酵素は、しばらくすると逆に血栓を溶かしてくれるから」と言って一切飲まず、点滴も断りました。その代わり、私たち子どもが調合した漢方薬を飲み、鍼を打ったところ、血栓が見事に溶けたのでした。

現代医学（西洋医学）が主流の日本から見たら信じられないことかもしれません。脳血栓といえば、薬（西洋薬）を飲んで治療するのが一般的ですし、まして急を要する病気です。とはいえ、薬で一時的に症状を抑えられても、再発する可能性があります。そうなると、また薬を飲んで抑えるの繰り返しになり、薬漬けの体になってしまいます。薬を断ったことで、父は鍼灸と漢方の素晴らしさとその可能性を、身をもって証明したのです。

鍼灸を外国に広めることを志す

私が北京中医学院を卒業し鍼灸師として働き始めた頃、中国人が海外に行けるようになりました。それを耳にした私は俄然、外国で暮らしたいと考えるようになりました。見知らぬ土地への憧れもありました。その一方で、父が確立した「鍼灸三通法」を海外に広めたいと思ったのです。外国で鍼灸三通法を取り入れている鍼灸師は、まだ少ない時代でした。きちんと伝えられたなら、その国で中国鍼が広がるだろうと考えたのです。

行く先を欧米ではなく日本にしたのは文化が近いこともありますが、末息子をあまり遠くに行かせたくないという母の気持ちを汲んでのことでした。日本なら北京から3時間ですから、何かあっても場合によっては、その日のうちに駆けつけることができます。

家族や友人たちに、日本で鍼灸師としてやっていきたいという私の夢を話すと、反応は様々でした。「それはいい！」と背中を押す人もいれば、「やっていけるの？」と心配する人もいました。

身支度を整え住み慣れた家を出て、家族や友人に見送られながら飛行機に乗り込みました。機体が滑走路を離れて上昇すると、不安な気持ちが突如湧き起こりました。異国で初めて暮らす現実に、家族と離れる心細さもあったのでしょう。私の胸の内を、「だいじょうぶ」という声と「うまくいくかなぁ」という声が交錯し、何とも落ち着きません。眠ろうと目を閉じても、まどろむことすらできませんでした。

羽田空港に着いて、飛行機のタラップを降りる足は少し震《ふる》えていたと思います。ところが、ターミナルに入って周囲をぐるりと見回した途端、私の気持ちは冷静さを取り戻しました。

「なんだ、こういうことだったのか！」

それは至るところにある案内板のせいでした。そこに書かれている文字はすべて漢字です。「到着」「税関」「荷物」、私は案内板の漢字をひとつひとつ目でなでるように読み、安堵の胸をなでおろしました。

漢字が表す意味は日本語も中国語も同じ。表示を見れば、どこに行けば何があるか、すべて理解できるではないか。日本語が話せない間もこれなら何とかなるだろう。それまで私の胸に渦巻いていた不安がたちまち霧散しました。そして、文化が近いから行き先を日本に決めたことを、すっかり忘れていた自分に呆《あき》れました。どんよりと曇った私の心に光が差し込んだ一瞬でした。

空港から電車に乗り込み、千葉県の我孫子《あびこ》市に向かいました。日本で生活をスタートさせていた友人を頼ったのですが、ところが行ってみると彼は新婚で、さすがに居候の同居は憚《はばか》られます。翌日部屋を探すと、運よく中国人が数人居住しているアパートに空きを見つけました。

住所を頼りに大きなスーツケースを二つ、ガラガラと引きずりながら未知らぬ街を歩きました。行き交う人に優しさを求めるのは筋違い。けれど、誰かが手を差し伸べてくれそうで、当然ながらそんなことは起こらず……。誰もが私に無関心で、顔も合わせずすれ違っていく。当たり前のことなのに、それが無性に私の心に刺さります。

ようやくたどり着いたアパートのドアを開け、淀《よど》んだ空気が満ちた部屋の中央にスーツケースをドサッと置きました。二つ重ねるとちょうど椅子の高さになります。それに腰を掛け、「ふぅ」と息を吐きました。

部屋は汚くはないのですが、生活をスタートさせるにふさわしい、心弾ませるものはありません。畳は茶色くテカり、壁にはいくつもの染みが浮かび、四隅の柱には大小様々な傷が刻まれています。何人もの留学生が暮らしてきた痕跡を見つめるうちに、「ここでどんな生活を送ることになるのだろう？」「鍼灸師としてやるにはどうしたらいいのか？」「生活できるだけの仕事が見つかるだろうか？」と、消えていた不安が、またぞろ這い出してきました。

20分、30分、身動きできない彫刻のように、私は椅子の上でボーッと固まっていました。やがてポケットからタバコを取り出し、火をつけて一服しました。吐き出した煙はゆらゆらと昇り、音もなく消えていきます。それを眺めながら、羽田空港で漢字を見てほっとしたときの記憶がよみがえりました。物事はなるようにしかならない。そう思い直して立ち上がり、大きく背伸びをすると、重ねていたスーツケースがドスンと滑り落ちました。

日本で暮らし始めて

人生は、なるようにしかならない。とはいえ、何もしないと事はまったく進みません。私は生活費を稼ぐため、焼肉店の皿洗いの求人を見つけました。アルバイト料は安く、生活はカツカツでした。アパートに風呂はなく、台所の流し台で体を洗いました。銭湯に行けるようになったのは後のことです。夏の暑い日にのどが渇くと、自販機の前でポケットに手を突っ込みます。指先に触れる硬貨の感触で、そのまま後にすることもたびたびでした。北京に残して来た妻を呼び寄せることなど、とても無理です。

アルバイトに精を出しながらも、新宿にある日本語学校には欠かさず通いました。日本語を習得しなければ、鍼灸師としての道は決して開けませんから。

新宿駅の東口を出ると、昼夜なく大勢の人々が行き交う情景に圧倒されました。裏通りにも、赤、青、黄、緑と極彩色のネオンがあふれ、その光がどこまでも私の体にまとわりついてきます。当時の北京はモノトーンの世界でしたから、街を多彩な電飾が覆っている新宿の光景は、まさに異界の趣でした。

アパートの住人に、廊下で会うと必ず声をかけてくれる日本人の中年男性がいました。

折に触れて、私たちは彼の部屋に集まったものです。海外から来た若者たちが、皿洗いのアルバイトや工場で働きながら夢を追いかけるようなアパートに住んでいるのですから、彼も決して裕福ではなかったはずです。それなのに、集まったみんなにラーメンをごちそうしてくれました。そして、「今にきっとうまくいくから」「がんばれよ」といつも励ましてくれるのです。そんな彼を、アパートの住人の誰もが慕っていました。

爪に火を灯す生活を送るなか、ある日、近くのゴミ置き場に小さく古びたテレビが捨てられていました。もちろんテレビは私にとって手の届かない贅沢品でしたから、さっそく部屋に持ち帰り、コンセントにプラグを差し込みました。ざらついた画面に男性が浮き出て、「アイ、ラーブユー」と歌うのが聞こえてきました。尾崎豊でした。

「〜この部屋は落ち葉に埋もれた空き箱みたい〜」

切ないメロディと彼の心の底から絞り出す苦悩の歌声が、私の閉塞感とそれを乗り越えたいともがく心に響きました。

私は、日本で鍼灸師となって、父の技術を広めるため日本に来たわけです。そうは思っても、中国で取得した資格は日本では認められず、一本の鍼を打つことすらできませんでした。今でもその曲が聞こえてくると、あの頃のもがき悩んだ日々が鮮やかによみがえり、胸が熱くなります。

あるクリニックが、私を雇ってくれることになりました。私の運命の扉が開いた瞬間でした。助手ではありましたが、医療関係の職場に仕事を確保できたことで、私は精神的にも安定しました。鍼は打てなくても、これで患者さんに接することができます。

私は熱心に働き、しばらくすると収入も増えたのでアパートを移り、北京から妻を呼び寄せました。開いた扉の先に道はまだ続いていました。そのクリニックで医科歯科大学の先生とお会いしたのです。私の経歴に興味を持った先生の尽力で、大学院の漢方の研究室に入ることができました。中国の鍼灸師は漢方の知識を持っているからです。

その後、私は日本の鍼灸師の国家試験を受けるため、早稲田医療専門学校に2年間通いました。そしてようやく国家試験に合格したのです。

自分の医院で施術の日々

2001年に「精誠堂鍼灸治療院」を開院しました。これで鍼灸の仕事に就ける。前に進めることに安堵しました。と同時に、身が引き締まる思いもありました。「果たして患者さんは来てくれるだろうか？」「日本の鍼と中国の鍼、両方の良さを日本の皆さんに伝えることができるだろうか？」と。

治療院を開くと、いろいろな集まりに呼ばれるようになり、業界の多くの人との交流が進みました。有益で楽しい集まりや、そこで出会った知り合いも増えましたが、もちろんいいことばかりではありません。例えば、私が立ち上げた鍼灸の勉強会を、いつの間にか横取りされたこともあります。異国の土俵のうえでは、外国人はハンディキャップを負っているのです。今では思い出話として笑えますが、当時は苦しかったですね。悔しいことや悲しいことがあるたびに、日本に来たのは間違いだったのか、と自分に問いかけました。でも、私は日本や日本人のいいところ、優しいところもたくさん知っているのです。日本人に痛みを覚えたときに、その痛みを癒やしてくれるのも日本人だということを。いつも応援してくださる方々がいて、私は救われました。〝禍福はあざなえる縄のごとし〟です。いいことがあれば悪いこともある。予期しないことが起きても、それをどう捉え、どう考え、そこからどう生きるか、ですね。

私が日本に来た１９８９年当時に比べると、今では町に、驚くほど多くの鍼灸院を見るようになりました。鍼灸師を養成する学校も増えています。人々が鍼灸に関心を持ち、鍼が生活の中に広がるのは嬉しいことです。中国における鍼灸師は、日本の町医者に相当します。つまり、鍼灸の治療院は日本の医院と同じ位置にあるのです。一方、日本の鍼灸師は、町医者と同等ではありません。私は日本に来てこのことを知り、とても驚きました。こう言っては失礼かもしれませんが、日本の鍼灸治療院は、ただの小さな家という風情で営まれているのが、何とも奇妙に思えたのです。

鍼灸の歴史は古く、中国では風格のある職業として認知されています。ですから、日本では鍼が軽んじられているように見えて寂しく思ったものです。鍼灸院を覗《のぞ》いても、中国のような賑わいのある雰囲気はまずありません。私には一種のショックでしたが、同時に日本には、鍼灸を広める糊代《のりしろ》が、まだたっぷりあるということに気づきました。

中国でも、最近は個人が治療院を開業できるようになりましたが、以前は、鍼灸は病院に付属しているものでした。総合病院でも、各病棟の並びに鍼灸の治療室があり、内科や外科に診察や治療に通う人は、並行して鍼灸の治療にも通います。内科の病気もそうですが、外科手術のあとに鍼治療を併せて行うと回復が早くなります。鍼治療で全身に「気」「血」を巡らせ体調を戻し、整えるからです。

中医学では、人間の体は「気・血・水」の三つから成り立つと教えます。この三つがバランスをとっていれば健康で、どれかが崩れると体の調子が悪くなり、病気になります。

そもそも「病気」という漢字は、「病」と「気」からできています。「気」は、「気になる」とか「気がつく」とかいう場合の「気」です。古代中国では、宇宙は一つのまとまりであり、宇宙に存在するあらゆるものは「気」で構成されていると考えていました。この「気」は自由に動き、自在に姿形を変えます。天候も「気」の変化で発生し、推移します。「気圧」「気温」「気候」などの言葉にも「気」がたくさん使われています。人間も「気」の変化に常に晒《さら》され、その結果、健康状態が変わるのです。「元気」「気分」「気持ち」などといった言葉も「気」のありようを表現しています。つまり、「気」は人間が生きるために欠かせないパワーであり、体の機能を整えてスムーズに動かし、病気を防ぎ、治すための力の源泉なのです。

「気」は、精神状態にも左右されやすく、腸の蠕動《ぜんどう》運動や肺呼吸、拍動（心臓の脈拍）、目力《めぢから》などに影響します。したがって「気」が減退すれば、自己免疫力が低下し、風邪や新型コロナウイルスなどにもかかりやすくなります。「気力」がなくなれば、元気ではいられません。「病は気から」の言葉を噛みしめてください。「気」が漲《みなぎ》っている体は、健康な体だといえます。

末期がんの緩和ケア治療に取り組む

腰や足、肩などの痛みを治す鍼ですが、実は様々な病気にも効果があり、全国から難病の患者さんが治療に来られます。大きな病でもその痛みを和らげますが、打つとたちどころに痛みが解消するというものではありません。治療をするほうも、されるほうも、気持ちを鎮めて、長期戦の心がけが必要です。

以前、末期がんの女性が来られました。病院で処方された抗がん剤や注射を打たれるのがイヤで、鍼治療にしたいというのです。私の医院では、それまでにもがん患者さんの治療を受け入れていました。余命2カ月の宣告を受けながらも鍼治療によって2年延命したり、がんが小さくなったと笑顔の患者さんもいました。それなりにいい結果を出し、感謝されていました。もちろん、その女性にもできる限りの治療をしました。

どんな病気でも鍼で元気になってほしいと思っているのですが、すべてが思いどおりになるわけではありません。痛みを軽減することはできても、本来の健康体にまでは戻せないはがゆさがあります。治療に通っていた方が亡くなると、私としても気落ちします。自分のしたことは無駄だったのか、と当初はずいぶんと悩みました。

ある日の午後に電話が鳴りました。ご主人と思われる方からでした。治療をしていた女性が亡くなったと告げられました。

奥様を亡くした直後で、多くは語れなかったのでしょう。抑揚のない声が、私の力が至らなかったと責めているようで、電話を切ってから私は椅子に座り込みました。それまでに経験したことのない、猛烈な虚無感に襲われたのです。

「私の治療は、果たして患者さんにとっていいことだったのだろうか」

胸は虚しさではちきれそうになり、それ以来、一日が長く感じられる日々が続きました。

「がんの患者さんを治療するのは止めようか」「軽い症状の患者さんの痛みを治すだけでも十分ではないか。結果がわかりやすくて精神的に楽だろう」「いやいや、患者さんが私の鍼を求めるなら、やはり末期がんの緩和ケア治療は続けるべきだ」……。来る日も来る日も、二つの考えが頭の中でぐるぐると回っていました。

妻は、私の苦悩する姿を見て様々な言葉で慰めてくれましたが、こればかりはどうしようもありませんでした。

そうして2カ月ほど経った頃でしょうか。治療院のドアが開いて、一人の男性が入ってきました。見知った顔ではありません。男性は、訝《いぶか》しげな目線の私にかまわず、名前を告げました。亡くなった方のご主人でした。電話で奥様の死を告げた、あのときの抑揚のない、悲しみに堪えない声が、私の耳によみがえりました。

その瞬間、私は怯《ひる》みました。「なぜ治してくれなかったのか」と、怒りをぶつけられると思ったのです。私自身が悩んでいたことで、その男性が妻の死を受け入れられていないと解釈せざるを得なかったのです。誰でも身内の死を無条件で納得することは難しいものです。それが遺族の心情でしょう。

私も患者さんの死に直面して、心が弱く揺れ動いていたのでしょう。「ナイフで刺されるのだろうか！」と身構えました。というのも、中国では直情的な人が多く、親族が病気で亡くなると医者のところに押しかけ、怒鳴ったり、わめいたりするからです。医者が遺族に殺されるという惨事もたびたび起こっています。

ところが、男性は私にゆっくりと一礼し、穏やかに言いました。

「おかげさまで、家内の四十九日も終わりました。先生の治療を受けたことで、妻はとても安らかな、いい最期を迎えることができました。苦しむこともなく静かに旅立ちました。家族も心から感謝しています。ありがとうございました」

そして、菓子折を差し出し、再度一礼しました。涙を浮かべ悲しみに耐える姿が、私の心を打ちました。

一瞬とはいえ、私は、男性が苦情を言いに来たのではないか、刺されるのではないかと邪推したことを恥じました。男性が帰ったその途端に、体から力がストンと抜け、私は以前に電話を受けた直後のように椅子に座り込みました。そして両手を広げて、その手をしげしげと見つめました。この手で、末期がん患者さんの治療を続けようと誓ったのです。それが患者さんへの愛情であり、ご家族の方々への贈り物になるだろうと。

第2章

中医学は「守りの医療」

「気・血・水」とは何か？

鍼治療の根本的な考え方は「気・血・水」にあります。

人は誰でも、健康に気遣いながらも体調を崩すことがあります。それは、体を動かす生命エネルギーである「気・血・水」のバランスが崩れたことから始まると中医学では考えます。では、この「気・血・水」とは何でしょう？　中国の古い医学書『黄帝内経《こうていだいけい》（※）』に「怒れば気上がり、喜べば気緩《ゆる》み、悲しめば気消え、恐れれば気下がる」と書かれています。

「気」は、気持ち（精神）の状態です。気力が下がれば気分も落ち込み、自己免疫力が低下し、風邪などを引きやすくなります。「気」は、体の機能をスムーズにし、病気を防ぎ、治すために必要なパワーといえます。「お元気ですか？」「お気をつけて」「気持ち

※『黄帝内経』鍼経9巻、素問9巻、合計18巻と伝えられる、現存する中国最古の医学書

が悪い」「気嫌がいい」など、日本人の日々の営みにも「気」は深く根ざしていますね。

「血」は血液であるとともに、全身に酸素や栄養を行き渡らせる働きを指します。視力・歩行・握力・皮膚感覚にも関係し、血が不足すると肌に艶《ツヤ》がなくなり、めまいや動悸が起こります（血虚《けっきょ》）。この「血」は「気」と密接な関係があり、ストレスや過労などで「血」の巡りが悪くなると、顔色がくすみ、女性の場合は特に貧血や冷え性、婦人科疾患の要因となります（瘀血《おけつ》）。

「水」とは、リンパ液、唾液、汗、胃液、尿など、血液以外のすべての体液のことです。正確には「津液《しんえき》」といい、「皮にあっては汗となり、肉にあっては血となり、腎にあっては精となり、口にあっては涎《よだれ》となり、目にあっては涙になる」といわれています。その働きは、体温の調節に始まり、筋肉や関節の動きを滑らかにし、血液をサラサラにすることです。「水」が過剰でも不足でも、体の中の老廃物をうまく排出できず、冷えやむくみの要因となります。

この「気・血・水」のバランスは非常に大切です。ツボを鍼で刺激することによって、「気・血・水」を整え、正常な状態に戻す。すると、免疫力が高まります。

人体の構成成分

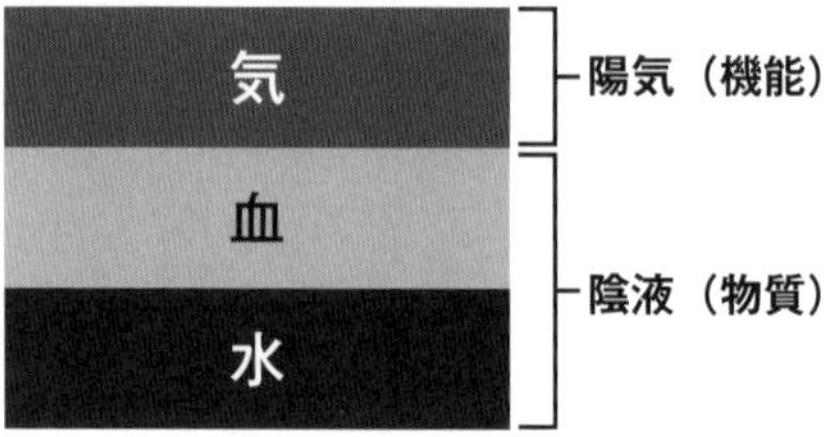

「気・血・水」の相互関係

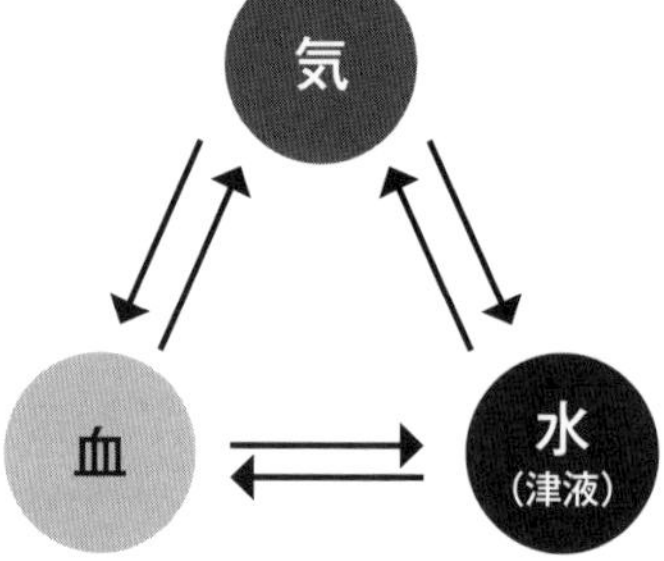

「気・血・水」の作用

「気」の作用	成長発育、血液循環、ホルモン分泌などの生命活動を推進する推動作用。外界の環境変化から体を守り、病気の体内への侵入を防ぐ防御作用（免疫機能維持）。異常発汗や出血、失禁をコントロールする固摂作用（漏出・排泄過多の統制）。体温を維持したり、冷気に応じて発熱して体の組織器官を温める温煦（おんく）作用。気・血・水（津液）の相互変化や代謝を行う気化作用
「血」の作用	全身に栄養を運び潤す。精神活動を支える
「水」の作用	血とともに脈管内を循環し、脈管外にも浸透して組織・器官・臓腑を潤す

五臓六腑

中医学を理解する上で、もうひとつ知っておきたいのが「五臓六腑《ごぞうろっぷ》」です。五臓とは、「肝・心・脾《ひ》・肺・腎」を指します。六腑は、「胆・小腸・胃・大腸・膀胱・三焦《さんしょう》」を指します。三焦は臓器でなく、「気・血・水」を全身に巡らす経絡《けいらく》のことです。臓器の活動を維持する様々な水分や気などの代謝を円滑に促します。

中医学では、「食べたものの栄養は、まず六腑によって吸収され、その栄養を五臓が受け取り、気・血・水を生む」と考えます。「五臓六腑」はそれぞれ独立して動いているわけではなく、密接に関わりながら働いているのです。

例えば、腎臓が悪くなったとします。排尿の障害で病院に駆け込むと、西洋医学なら利尿薬を使って症状を抑え、また原因を取り除いて治療します。症状が重い場合は人工透析を行うでしょう。西洋医学ではこのように、体の悪い部分に直接アプローチします。一方、中医学では腎臓だけでなく、腎臓と関係の深い肺にもアプローチします。

なぜ肺なのか？　西洋医学に親しんだ私たちは不思議に思うでしょう。その根底には「五行説《ごぎょうせつ》」という考え方があります。

五行説

「五行説」は、古代中国で始まった自然現象の変化を観察し抽象化された思想で、「宇宙にあるすべての事象（万物）は、木・火・土・金・水の5種類の性質（元素）からなる」と考えます。例えば、季節でいうと「春は木」「夏は火」「土用（季節と季節の変わり目。年に4回ある）は土」「秋は金」「冬は水」の性質を持ちます。方位でいえば、「東は木」「南は火」「中央は土」「西は金」「北は水」の性質を持ちます。そのほかにも、音や色や味など、あらゆるものに五行「木・火・土・金・水」が割り振られています。

そして、この五行を五臓に割り振ると、「木は肝」「火は心」「土は脾」「金は肺」「水は腎」となります。また、六腑に割り振ると、「木は胆」「火は小腸」「土は胃」「金は大腸」「水は膀胱」となり、具体的な器官でない三焦だけは、割り振られていません。

「木・火・土・金・水」は、それぞれ独立せず、助け合い、抑制し合うといった、ある一定のつながりを持ちながら、互いの領分で働いています。この助け合う関係を「相生《そうせい》」、抑制する関係を「相剋《そうこく》」と呼びます。（第5章の陰陽五行相関図参照）

五行配当表（部分）

五行	木	火	土	金	水
五色	青	紅	黄	白	黒
五方	東	南	中	西	北
五時	春	夏	土用	秋	冬
五情	怒	喜	思	悲	恐
五志	怒	喜・笑	思・慮（考）	悲・憂	恐・驚
五臓	肝	心（心包）	脾	肺	腎
五腑（六腑）	胆	小腸（三焦）	胃	大腸	膀胱
五官	目	舌	口	鼻	耳
五液	泪（涙）	汗	涎（よだれ）	涕（鼻水）	唾（唾液）
五主	筋肉	血脈	肌肉	皮毛	骨

「相生」と「相剋」

「相生」とは、「肝（木）の蔵する血は心（火）を助け、心の熱は脾（土）を温め、脾が送る栄養は肺（金）を満たし、肺が下方に送り出す水は腎（水）を助ける」という助け合う創造のサイクルです。

肺は「気」や「水（津液）」を腎へ送り出す機能を持ち、腎は「水」を必要なものと不要なものに分ける機能を担います。つまり、肺の機能を高め、腎へ「水」をしっかり下降させれば、尿の出がよくなると考えるのです。ですから、排尿障害の患者さんを診《み》るとき、中医学では腎そのものだけでなく、腎（水）の母である肺（金）にアプローチします。

対する「相剋」は、「肝（木）は脾（土）の「気」の巡りが滞らないように体内の血流を調節して「気」を巡らせ、脾（土）は腎の「水」が氾濫しないように調整し、腎（水）は心の熱が暴走しないように抑え、心（火）は気と水を下降させる肺（金）の働きが過剰にならないよう自ら燃えて制御し、肺（金）は「水」を下降させることによって肝（木）の「気」を抑え、頭に血がのぼるのを防ぐというサイクルで循環します。

このように、五臓六腑は互いに助け合い、また制御し合いながら、「気・血・水」という生命エネルギーを体内に生み出しているのです。肝臓や心臓、肺や腎臓がそれぞれ独立し勝手に働いているというわけではなく、互いに協調し、コントロールしつつされつつ、私たちの身体活動を成立させているのです。

体中を巡る「経絡」

「気」は、生命エネルギーであると話しましたが、その「気」が体内を流れる道が「経《けい》絡《らく》」です。

人間の体には14本の経絡があります。まず、体の中心軸の表側を通る「任脈《にんみゃく》」、背中側を通る「督脈《とくみゃく》」という2本の主要な経絡があり、「手の三陰経《さんいんけい》」「手の三陽経《さんようけい》」「足の三陰経」「足の三陽経」の４つにそれぞれ３つのルートがあり、これを「十二正経《せいけい》」と呼びます。

鍼灸院や漢方薬局などに置かれている人体図や人体模型に、頭から指先まで、細い線やその上に小さな点が描かれているのを見たことはありませんか？　あれが、経絡とツボの位置を示したものです。

手の三陰経は胸から手の内側へ、手の山陽経は手の外側から頭部に向かい、足の三陰経は足の内側から胸部へ、足の三陽経は頭部から足の外側に向かっています。そして、この14本の経絡はそれぞれつながっています。

体内を巡る「気・血・水」は、この「経絡」という通り道に乗って運ばれます。鍼を打って、その刺激によって滞っていた「気・血・水」が体を一周するのに必要な時間を、私は約30分と考えています。ですから、1回の施術に45分をとっています。ときには流れが悪いため、時間がかかる場合があります。その原因は何でしょう？　私は、食生活の乱れや過度のストレス、疲労、睡眠不足、ケガなどだと考えます。

川の流れを思い浮かべてください。真っ直ぐで障害物がなければ、水は穏《おだ》やかに流れます。ところが急に細くなったり蛇行したり、また、岩などがあると、水は停滞したり、激しく飛沫を上げながら流れます。

それと同様に、経絡がつまってしまうと、エネルギーが過剰のところや、逆に不足するところが出てきます。その結果、「気・血・水」のバランスが悪くなり、弱った場所にこりや痛み、痺《しび》れを感じるようになり、あるいは気持ちが落ち込み、憂鬱《ゆううつ》になるなどの諸症状が現れるのです。

14本の経絡

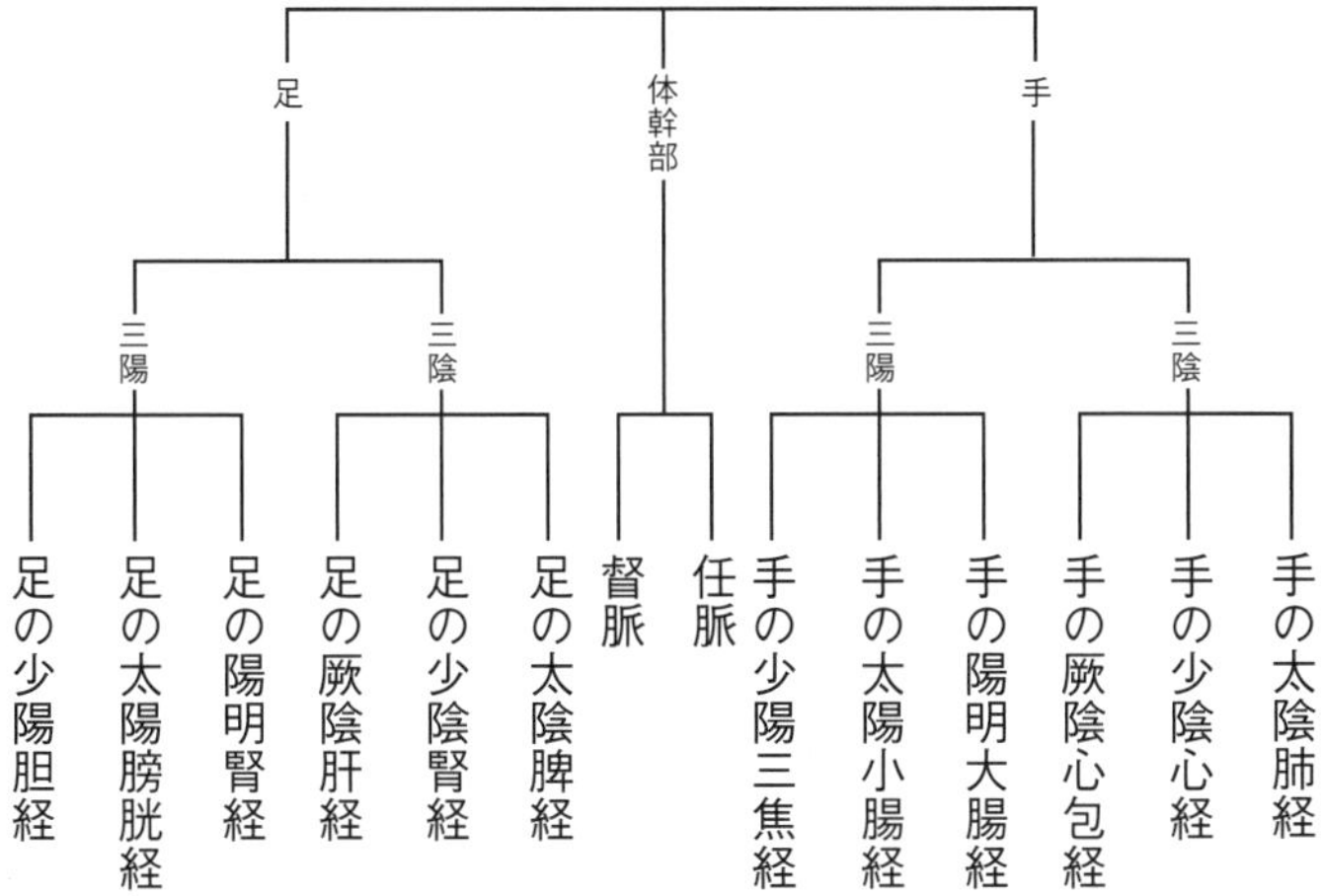
足
体幹部
手
三陽
三陰
三陽
三陰
足の少陽胆経
足の太陽膀胱経
足の陽明腎経
足の厥陰肝経
足の少陰腎経
足の太陰脾経
督脈
任脈
手の少陽三焦経
手の太陽小腸経
手の陽明大腸経
手の厥陰心包経
手の少陰心経
手の太陰肺経

十二正経

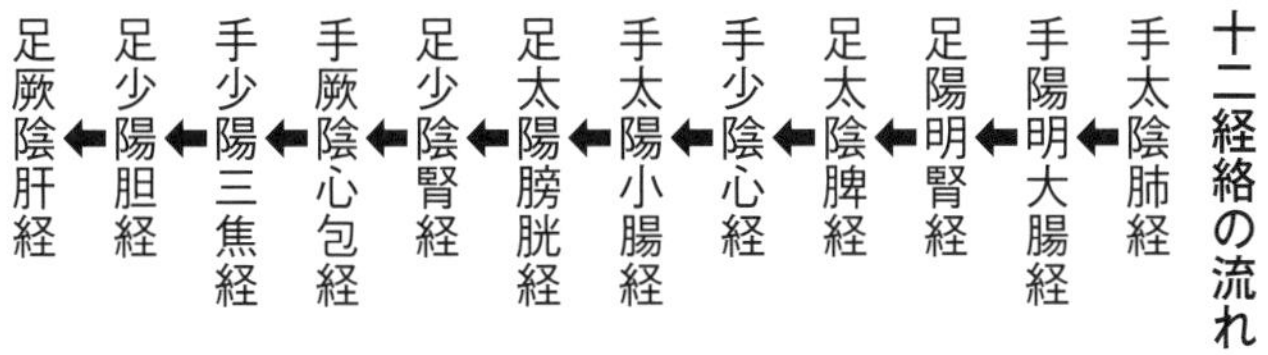
十二経絡の流れ
手太陰肺経
手陽明大腸経
足陽明腎経
足太陰脾経
手少陰心経
手太陽小腸経
足太陽膀胱経
足少陰腎経
手厥陰心包経
手少陽三焦経
足少陽胆経
足厥陰肝経

体を巡る経絡図

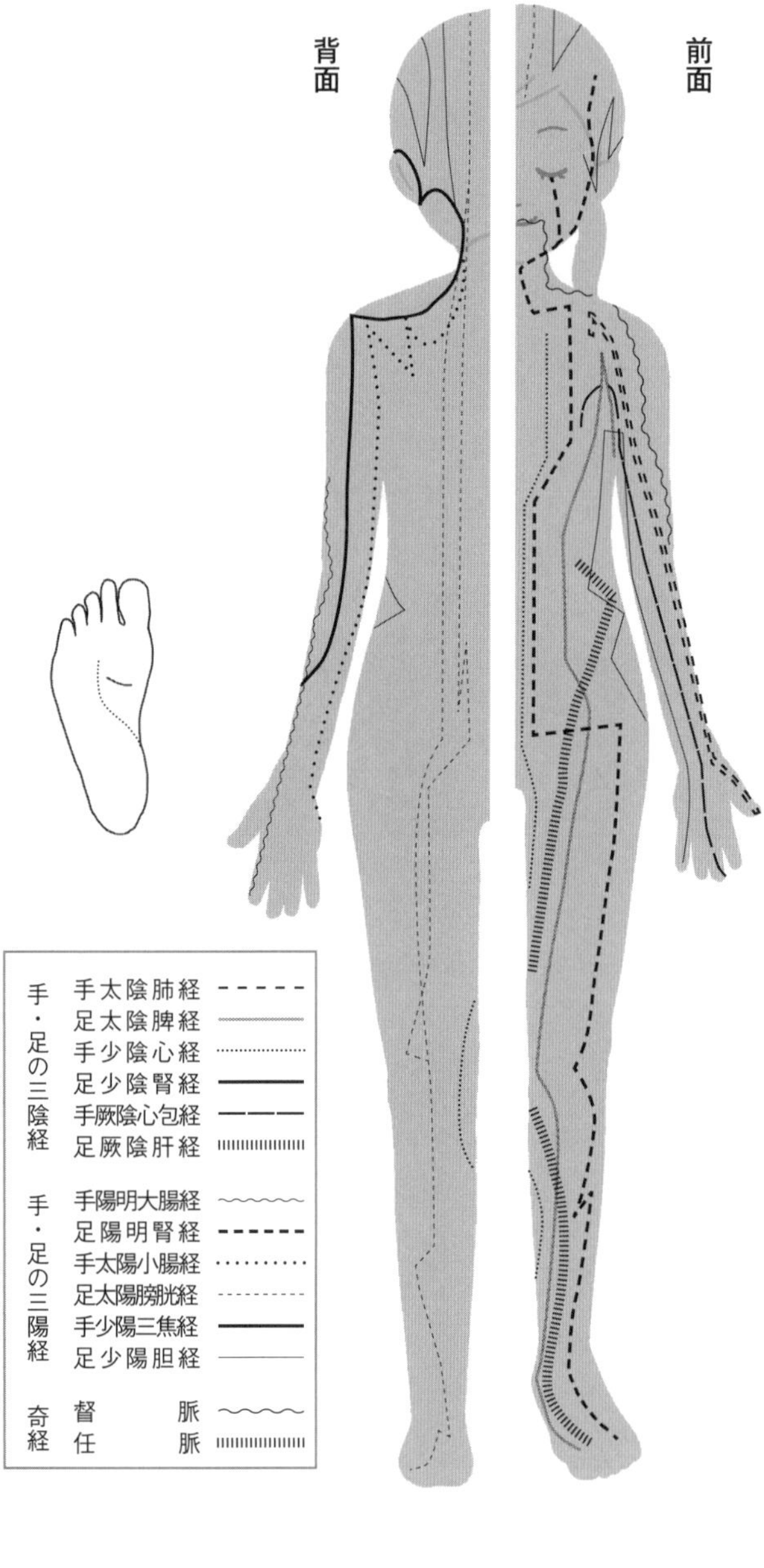
背面
前面
手・足の三陰経
手太陰肺経
足太陰脾経
手少陰心経
足少陰腎経
手厥陰心包経
足厥陰肝経
手・足の三陽経
手陽明大腸経
足陽明胃経
手太陽小腸経
足太陽膀胱経
手少陽三焦経
足少陽胆経
奇経
督　脈
任　脈

ツボで「気」を整える

経絡上の要所要所には「ツボ」と呼ばれる重要なポイントが配置されています。経絡の状態を知るとともに、経絡を流れる「気」や「血」を調節するポイントです。日本では「経穴《けいけつ》」、中国では「俞穴」「孔穴」「気穴」ともいいます。

私たちは体に痛みを感じると、その部分に自然と手を押し当てたり、押したり揉んだりします。すると痛みが和らぎ、気持ちがよくなったりします。その部分こそが、いわゆるツボです。ツボをグッと押してみると、「痛いけれど気持ちがいい」「電気のような痺れが走る」「刺激がジワッと延びていく」など、特別な感覚を感じられるはずです。例えば、手の甲の親指と人差し指の股の間にある、ちょっとくぼんだところを指で押すと、「イタ気持ちいい」感覚が、ジワジワ～ッと、腕の中を走りませんか？　これは「合谷《ごうこく》」と呼ばれる有名なツボで、頭痛や眼精疲労、高血圧、肩こり、冷え性、ストレスなどに効果があります。

即効性があるので、私も患者さんに鍼を打つときに、このツボをよく使います。長時間のデスクワークで肩から首筋、後頭部がこって重く感じられるとき、試しにこのツボを刺激してみてください。滞っていた「気」と「血」が、スーッと流れていくのが実感できればと思います。

「合谷」のほかにお勧めしたいツボは、頭頂部にある「百会《ひゃくえ》」です。百会を押すと、頭がスーッとクリアになります。それから、後頭部と首筋の境目にある骨のくぼみの両側にある「天柱《てんちゅう》」を押すと、頭痛や目の疲れ、ストレス解消などに効きます。小鼻の両脇にある「鼻通《びつう》」と「迎香《げいこう》」というツボは、その名のとおり、鼻がスーッと通るツボです。風邪を引いて鼻がつまったときや、花粉症でつらいときなどは、このツボに人差し指を当て、ゆっくり上下に擦《さす》ってみてください。つまりが解消され、呼吸が楽になります。

「頭が重くスッキリしない」「筋肉がこり固まった」「関節の動きが悪い」などと感じながらも、意識するまでに至らない。パソコンに長時間向かったり、同じ姿勢で読書に没頭したりして疲れたときに「何となく手が行く場所」というのは、そのときに最も刺激が必要なツボであることが多いのです。無意識は、頼りになるあなたの主治医かもしれません。

「四診」で病気に迫る

現代医学はデータ至上です。様々な検査が数値で表され、その数値から病名が決まり、治療法や投与する薬が決まります。「風邪」と病名が決まれば、どの患者さんにも等しく同じ薬が出されます。

一方、中医学では血液検査やＣＴなどの画像データに頼ることはあまりしません。急いで病名を決めることはせず、「四診」という診断法から患者さんの体質や症状をじっくりチェックして、それから治療法を決めていきます。この中医学のやり方を「弁証論治《ろんち》」といいます。

「四診」は中医学独自の診断方法で、「望診」「聞診」「問診」「切診」があります。

望診　顔や体、筋肉の萎縮、皮膚の状態、舌などを診る
聞診　呼吸音や声、話し方を聞き、体臭や口臭を確認する
問診　過去の病歴などを聞く
切診　患部に触れて、熱や圧痛、脈などを調べる

同じ風邪でも、四診によって「病巣が浅いか深いか」「体質的なものが原因か、外部からの病邪が原因か」「体内に熱がこもって起こったのか、体が冷えて起こったのか」といった病気の性質（「証《しょう》」といいます）がわかり、処方する薬や鍼の打ち方が変わります。

ですから中医学では、「風邪にはこの薬」と誰にも同じ薬を出すわけではなく、Aさんには体にこもった熱を取って楽にする薬、Bさんには体を温めて汗を出させる薬など、「証」によってそれぞれ異なった処方になります。

体に足りないものを補い、過剰なものを減らすなどしてバランスをとり戻し、もともと私たちに備わっている自然治癒力が体を回復する、その手助けをするのです。

現代医学が万人向けの「レディメイド医療」なら、中医学は個人個人のニーズに合わせた「オーダーメイド医療」と言ってもいいでしょう。あるいは、現代医学が「攻めの医療」なら、中医学は「守りの医療」と言ってもいいかもしれません。

「未病」と中医学

気になるほどではないけれど軽く不快な症状があり、または、自覚症状はないけれど検査の数値が悪いなどの状態を「未病」と呼びます。

例えば、「朝起きるのがつらい」「休養をとっても倦怠感が続く」「食事が美味しく感じられない」「やる気が起こらない」「何となく頭が重い」などと感じたとき。病院に行って診察や検査を受けても、何の問題もないと言われます。でも自分では、元気だった頃の自分と比べて、明らかに何か問題があるとわかるのです。それこそが、未病（病気が発生する前の状態）です。

中医学では、未病を、体内の「気・血・水」のバランスが崩れ始めている兆候と考えます。何となく気分が優れないと思ったら、意識的に自分の体によく聞いて、未病を察知すること。「まだ明らかな症状は出ていないけれど、このままだとよくないような気がする」――そういう気配を感じたときにこそ、鍼治療で「気・血・水」のバランスを整えてください。体調を戻すことができれば大事には至りません。

現代医学でも、すでに発症してしまった病気に対処する「治療医学」から、病気を防ぐ「予防医学」にシフトしています。もちろん、一刻を争うような大ケガや病気が発症した場合は、現代医学の知見と技術をもっての適切な処置が有効です。一方、原因が定まらない、体の微妙なバランスからくる不調（未病）に対しては、中医学で体全体のバランスを調整する方法が適しているのです。

例えば、めまいを感じて耳鼻科に行った場合、症状から「メニエール病」という診断を受けると、その治療方法しか与えてもらえません。一度決まってしまうと、診断をリセットするのは難しいのです。

その点、中医学では、めまいがどこから来るのかを見極めようとします。病気の原因は常に一つではなく、複合的な原因によることも多いからです。

一方、鍼治療の場合、効果が現れるまでにバラつきがあります。その人の体調や体力、症状によって、例えば、腰痛が一回で治る人もいれば、何回か通院する人もいます。この期間で確実に治ると言えないところが、効果に疑問を差し込む口実を与えてしまうのです。鍼治療で長くかかるのは、患者さんが倦怠感や浮遊感などを訴える場合です。数々の病院で診察してもらったが、原因がまったくわからなかった。検査の数値は異常がないが不調が続いているなどの場合です。

こうした症状は先ほども触れましたが、西洋医学ではお手上げです。しかし、鍼で「気」

や「血」の巡りを促し、体調を整えるといい効果が出ます。

このように、中国では「鍼で治らない病気はない」と考えられています。

私の父の脳梗塞の話を冒頭に記しましたが、脳梗塞というのは脳内を走る動脈がつまってしまい、脳に血液が流れなくなる病気です。現代医学の病院では血液の固まりを溶かす薬を処方します。

しかし中医学では「血栓を溶かす薬はクセになる。血栓をつくった酵素は、しばらくすると逆に、血栓を溶かしてくれる物質に変わる」と考えます。血栓をつくった原因物質が、時間を経ると血栓を溶かしてくれるようになるというのです。

中国では、一切薬を飲まず、点滴もせず、代わりに漢方薬を飲み、鍼を打ち、血栓を溶かしてしまう人も少なくありません。

鍼と漢方だけでは心配な人は、まず病院で処方された薬を飲み、症状が一段落してから鍼治療を受けるのもいいと思います。現代医学と中医学のいいところをだけを取るのは、理に叶っています。

また、スポーツをする人が定期的に鍼を打っていると、同じケガをしにくくなります。

特に捻挫などはクセになりますから、予防的な鍼治療をお勧めします。

そして、定期的に体のオーバーホールをする感覚で鍼治療を続けると、理想の最期に近づくお手伝いができると確信します。健康で活動的に暮らせる期間、つまり元気で長生きできる健康寿命を少しでも長くする工夫が大切です。ぜひ鍼で健康寿命を延ばしてほしいと思います。

ちなみに中国では「医者」を三段階に分けています。それは、この未病と大いに関係しています。

上医　「未病」にさえならないよう、食事療法や運動療法の指導をする医者
中医　「未病」のときに治療し、「未病」を教えてくれる医者
下医　病気を治療する医者

この上医の教えにしたがって、自分でも体の声を聞き、毎日の食生活や生活習慣を見直しながら、未病を防ぐよう心がけていれば、健康でいられるということです。

「陰証」と「陽証」、「虚証」と「実証」

「陰陽」は中国思想の根幹をなす二元論です。この二元論では、例えば次のように、様々なものを二つに分けて捉えます。

「陰陽」二元論

陰＝虚、内、右、下、深、重、肉体、地、静、低、暗、寒、冬
陽＝実、外、左、上、浅、軽、精神、天、動、高、明、熱、夏

この二元論を中医学も取り入れ、病気の症状を「陰証」と「陽証」、「虚証」と「実証」に分けて考えます。

「証」は、もともとの体質、病気に対する抵抗力や反応などを含めた、その人の状態です。病気の原因や症状の勢いが強く、急性のものが「実証」で、弱く慢性化するものを「虚証」と言います。

患者さんと接するとき、これらの「証」を見極めて治療にあたります。そして、病気の原因を中医学的には「外因」「内因」「不内外因」の三つと考えています。

「虚証」と「実証」の性質

「虚証」の性質	生命エネルギーの不足が原因／病気は慢性化しやすい／強弱体質／顔色は蒼白／痛みは断続的でジワジワと痛む。その場所を押すと気持ちがいい／少しの動きですぐに汗をかく／寝汗をかく／冷え性／のどが渇かない／熱い飲み物を好む／気力がない／下痢気味、小水は色が薄く、出に長くかかる／便・尿漏れがある／脈は弱い／舌苔は少ない
「実証」の性質	生命エネルギーの滞りが原因／病気は急性のことが多い／体質は丈夫／顔の血色がいい／痛みは激痛で長く続く。その場所を押すと痛い／普段は汗をかかないが、動くと大汗をかく／悪寒がする／のどが渇く／冷たい飲み物を好む／声が大きく気が荒い、イライラしやすい／便秘ぎみ／膨満感がある／小水の出が悪い／脈は力強い／舌苔は多い

「外因」「内因」「不内外因」

外因（六淫《りくいん》）　病気を発症させる原因となるものです。主に季節の変化によってもたらされ、「風・湿・暑・火（熱）・燥・寒」の六つがあります。

『黄帝内経』には「冬の寒さにやられると、春の時期に必ず風邪をひき、春の風にやられると、夏の時期に消化不良が原因の下痢になる。夏の暑さ、熱気、湿気にやられると、冬の時期に痰《たん》を伴う咳《せき》が出る」と書かれていて、気候の変化に対して負けてしまうと、次の季節に病気にかかってしまうのです。例えば風邪は、「風」の気が外邪（病気の原因）となります。

内因（七情）　「喜・怒・憂・思・悲・恐・驚」の七つがあり、これらが嬉しいや悲しい、恐ろしいや驚いたなど、心の平静を乱す感情です。突発的に沸き起こることが原因となり、病気になります。

不内外因　偏食や過食、不規則な食事、過労、外傷、打撲、捻挫、虫刺されなどです。先に挙げた「外因」でもない、「内因」でもないものを「不内外因」と言います。

外因（六淫）

六淫	季節の状況	侵入する体の部位	主な症状
風	通年 特に春	体表、呼吸器	毛穴が開きやすく皮膚粘膜にかゆみがある、頭痛やめまいがする
湿	梅雨 長い夏 雨や霧の日	体表、消化器	吹き出物、食欲不振、下痢、排尿異常、むくみ、不眠
暑	盛夏	体表、消化器	皮膚や粘膜の充血、便秘、熱症状、大汗をかく、だるい、のどが渇く、排尿異常
（熱）・火	高温の環境	体表、呼吸器	皮下出血、皮膚や粘膜の充血、発熱、のぼせ、歯茎からの出血、血尿、血便、精神混濁
燥	秋	体表、呼吸器	皮膚の乾燥とかゆみ、抜け毛、鼻やのどなど呼吸器の乾燥、痰がからんで切れない、便秘、尿の量が減る、イライラ
寒	冬 エアコンの冷気	体表、呼吸器、筋肉、消化器	皮膚や唇の色が悪い、冷え性、筋肉のこわばりやこり、しもやけ、寒冷じんましんなどのかゆみ

内因（七情）

七情	五臓	気の障害	症状
喜	心	気が緩む	集中力低下、不眠、失神など
怒	肝	気が上がる	脳卒中、疳の虫など
憂	脾	気が消える	呼吸障害、喘息など
思	肺	気が重い	食欲不振、膨満感、軟便など
悲	腎	気が消える	呼吸障害、喘息など
恐	腎	気が下がる	大小便失禁、遺精など
驚	腎	気が乱れる	精神不安、パニック、錯乱など

第3章

鍼と中医学、3900年の歴史

鍼とツボの長い歴史

「鍼」は中国の長い歴史が紡いできた文化です。とてもポピュラーな病気の治療法で、中国の人々は、風邪をひいても、捻挫をしても、食べすぎてお腹が痛くなったときでも鍼で治療します。西洋式の病院に行くことは滅多にありません。西洋式の病院の治療費は生活費に比べて高いこともありますが、鍼灸医院は日本の町医者のような存在なのです。ですから、中国では子どもから老人まで、日常的に鍼灸医院に通い、鍼に親しんでいます。

鍼治療に使う「鍼」は、裁縫で使う「針」と同じように、先が尖《とが》った金属の棒です。裁縫の針は太く、それで肌を刺すととても痛いですが、「鍼」は治療に限定して使う特殊なものです。長さは4センチと5センチ、太さは0・14ミリから0・24ミリまでと、とても細く、痛みを感じることはほとんどありません。患者さんに打った鍼はそのまま破棄します。

鍼治療は、この細い鍼を体の表面にあるツボに刺して刺激を与え、それによって起こる生体反応を利用して病気を予防、または治療する医術です。

中国の歴史の中で最初に登場した鍼は「石鍼」です。その名のとおり、石でできた鍼で、もちろん細いわけではありません。今から遡《さかのぼ》ること約１万年、三角形で角が鋭く尖った石を、火で温めて患部に当てたり、化膿した箇所の皮膚を切り裂いて膿《うみ》を出すなどに使っていたようです。これが現在の鍼灸に使われる鍼の原型で、「砭石《へんせき》」といいます。

その後、この砭石が石から動物の骨に変わり、竹、陶器の破片を経て、精錬技術の進化とともに銅鍼、鉄鍼へと進化したのです。現在使用している材質は、金、銀、ステンレス製です。

この鍼をなぜ体に刺すようになったのか？　ある場所に限って刺すと、体の不調が治ることをどのように知ったのか？　それは永遠の謎かもしれませんが、尖ったもの（鍼）を体に当てると（刺すと）体にいいことが起こるという、人体のツボや経絡《けいらく》の研究が、夏《か》、殷《いん》（商）、周《しゅう》の時代（紀元前1900年から紀元前256年）に進みました。

そして、前漢時代（紀元前206年から8年）になると、18巻からなる『黄帝内経《こうていだいけい》』が編纂《へんさん》されました。この『黄帝内経』には9種類の鍼の記載があり、当時すでに、鍼を打つ施術が行われていたと思われます。これ以降、「鍼灸」の探究が本格的になり、宋《そう》の時代の1027年には銅でできた人体模型『鍼灸銅人』が誕生します。その人体模型には、ツボや経絡が詳細に書き込まれ、354カ所のツボが表示されていたといわれています。

その後も研究は脈々と続き、1439年に『鍼灸大全』（全6巻）、1529年に『鍼灸聚英《しゅうえい》』（全4巻）、1601年には鍼灸の集大成ともいえる『鍼灸大成』（全10巻）が編纂され、清《しん》の時代の1742年に上梓《じょうし》された『医宗金鑑《いそうきんかん》』（全90巻）で、ツボの数は361とされたのです。

現在のツボの数は、WHO（世界保健機関）で361と定められ、世界で統一されています。361のツボは、鍼灸を学ぶ人にとっての基本なのです。

歴史に名を残す鍼の名医

中国ではその歴史において、何度も政権交代が繰り返されました。春秋戦国時代から秦《しん》、漢、三国時代、晋《しん》、南北朝時代、隋《ずい》、唐《とう》、五代十国、宋、元《げん》、明《みん》、清と、時代は目まぐるしく変わり、それに伴い激しい戦いがありました。

戦いの末、権力の座を勝ち取って王となると、第一に望んだのが不老不死です。やっとの思いで手に入れた権力の座を守り、一族の栄華を守りながら長く国を治めていくには、何よりも健康で長生きをしなくてはなりません。王となる権力者は、欲しいものは何でも手に入りますが、唯一手に入れることができないのが、自身の健康です。

そのため、道教《どうきょう》を修行し永遠の生命を求める神仙術を使う道士《どうし》が、不老不死のために「黒錫丹《こくしゃくたん》」や「至宝丹《しほうたん》」などの内服薬や、水銀・硫黄《いおう》などを含む鉱物を加熱昇華させて作る外用薬などを権力者たちに与えました。不老不死を強く願った秦の始皇帝《しこうてい》は、水銀の毒のためにかえって死期を早めたといわれています。

その中国の皇帝やお妃《きさき》の側《そば》には多くの鍼名人がいました。なかでも有名なのが、扁鵲《へんじゃく》という医師です。扁鵲は戦国時代後期(紀元前500年頃)に存在した伝説の名医で、若い頃、とある人物から医術の秘伝書と透視能力が得られる秘術を授かったそうです。

こんなエピソードが残っています。

扁鵲があちこちの病人を診《み》て回りながら各地を旅し、郭《かく》という国に行ったとき、その国の皇太子が亡くなったという噂《うわさ》を耳にしました。

さっそく城を訪ねてみると、皇太子は半日前、気と血の流れが滞《とどこお》ったために邪気が体内に溜まり、突然倒れてお亡くなりになられたとのことです。

扁鵲は郭王に、皇太子の亡骸をひと目拝顔したいと頼み、その顔を見てから弟子に砥石《といし》で鍼を研《と》がせ、頭頂部にある「百会《ひゃくえ》」のツボに鍼を打ちました。百会は、生命エネルギーである「気・血・水」の巡りを促して、全身のバランスを調整する大切なツボです。

百会に鍼を打って程なくすると皇太子は目覚め、起き上がって布団の上に座ったそうです。

「皇太子が生き返った！」と驚き喜ぶ郭王に、扁鵲はこう話しました。

「王様、私は死人をよみがえらせたわけではありません。皇太子様は、ただ仮死状態に陥っていただけで、私は鍼によって、気をとり戻して差し上げただけでございます」

後漢時代（25～２２０年）の名医として知られるのが華佗《かだ》です。消炎、解毒、痛み止め、皮膚病に効く軟膏の「華佗膏《かだこう》」が有名なので、すでにその名を知っている人もいるでしょう。この人は「鍼灸の天才」「神医」などと呼ばれ、どんなに具合の悪い病人でも、一つか二つのツボに鍼を打つだけで、見事に治したといわれています。

「今からおまえに鍼を打つ。鍼の感覚が体の悪いところまで来たと思ったなら、すぐに私に知らせなさい」と華佗が患者に言います。その患者が「先生、来ました」と告げると華佗が鍼を抜きます。すると、患者の病はたちどころに治ってしまったそうです。

また、病邪が体の奥深くまで潜入し、鍼ではどうしようもないときは手術までしました。「麻佛散《まふつさん》」という麻酔薬を発明し、腹部切開手術を成功させたのはこの華佗といわれています。麻佛散を酒で服用させると、どの患者もすぐに酔ったかのようにふらふらになり、まるで全身麻酔をかけられたような状態になります。その間に、華佗は腹部を切開し、病巣を取り除く手術を行ったのです。

当時の権力者・曹操《そうそう》はその評判を聞きつけ、持病の頭痛の治療のために華佗を呼び寄せました。華佗が「肝兪《かんゆ》」というツボに鍼を刺すと、曹操の頑固な頭痛はピタリと治りました。ちなみに肝兪は背中の肩甲骨の内側にあるツボです。

曹操の頭痛を治して以来、華佗は曹操にお抱え医として召し抱えられたのですが、いつまで経っても地位が低いままでいることに嫌気がさし、故郷に帰ってしまいました。曹操が何度呼び戻そうとしても戻らなかったので、曹操はひどく腹を立て、最後は華佗を捕らえて殺してしまいました。一時の感情で大切な華佗を失ってしまったことを、曹操はとても後悔したそうです。

中医学の落日

中医学には、「中医薬（漢方薬）、鍼灸、推拿《すいな》（按摩）、道引《どういん》（気功・太極拳）、食養生」などの療法があります。これらの中医学理論は、『黄帝内経』『素問《そもん》』・『霊枢《れいすう》』『黄帝八十二難経』『傷寒論《しょうかんろん》』などの書物の中にほとんど収められています。つまり、2000年前には中医学の基礎理論ができあがっていたわけです。

中国で医学を志す人は、今でもこれらの書物を読んで勉強しています。自分で治療するようになっても、わからないことや施術に悩んだときは、文献を探してあたり、対処法を見つけます。残念なことに、現在も２０００年前の書物を超える本（理論）はできていないのです。

その後、晋の時代から隋・唐の時代、宋・元の時代を経て明の時代に至るまで、中医学は順調に発展しました。ところが１８４０年にアヘン戦争が勃発すると、イギリスから入ってきた西洋医学が幅を利かせるようになり、中医学の影は薄くなってしまったのです。その頃、日本でも明治維新によってヨーロッパの文化が入り込み、中国から伝わった漢方や鍼灸が「時代遅れ」といわれるようになりました。オランダから入ってきた蘭方《らんぽう》（西洋医学）が優位に立ち、鍼灸は「効果がはっきりしない」「慢性病にしか効かない」などといった誤った認識がなされ、民間療法に格下げされてしまったのです。

そして１９１２年、清の時代が終わりを告げる頃、西洋医学との第一次論争が起きて、中医学が負けてしまい、中医学や中医薬を排除しようという動きが全国的に広まりました。中医学は風前の灯でしたが、気骨ある有識者たちが、長い歴史の中で培われた中医学を守るべきだと意見し、つぶされるまでには至らなかったのです。

こうして捨て去られる難を逃れた中医学ですが、1929年に蒋介石《しょうかいせき》（国民政府主席）の時代になると、魯迅《ろじん》（1881〜1936年）によって再び排斥されます。

魯迅は中国の思想家、文学者として知られますが、1902年に日本に留学し、仙台医専（現・東北大学医学部）で、医者になるべく勉強をしていました。しかし戦争のニュースを見て、「中国人を救うのは、医学による治療ではなく文学による精神の改革だ。文学で国を救おう」という気持ちが芽生え、医者を辞めて文化人になり、そして大嫌いだった中医学を追い払ったのです。魯迅は辛亥《しんがい》革命（1911年）以降、北京に移り、文学革命を迎え、『狂人日記』や『阿Q正伝』を著し、中国近代文学の基礎を築いています。

こうして再び打ち捨てられた中医学ですが、再び拾う神に巡り合います。それが毛沢東（中央人民政府主席）です。1949年に中華人民共和が建設されたとき、毛沢東が「現代医学（西洋医学）も必要であり、中医学も必要。そして、中西結合することが大切」と説きました。これを機に、中医学を学んでいた人は現代医学を勉強し、現代医学を学んでいた人は中医学も勉強することになったのです。

それ以降今に至るまで、現代医学と中医学の優れている点を大いに利用するべきだ、という流れが続いています。

現在の中国の医科大学の制度は、現代医学を中心に中医の理論と実践を教える医療大学と、中医学を中心に現代医学の基礎を教える中医薬大学に分かれていて、卒業すればどちらも医師としての資格を得られます。

毛沢東自身も、老人性白内障の手術を受ける際に、中医学と現代医学の長所を活かした方法で回復したと聞いています。彼は喫煙者だったため気管支が弱く、しょっちゅう咳《せき》をしていて麻酔がためらわれる状態でした。手術の詳細は秘密ですが、国家主席の手術が失敗したら一大事です。超一流の中医による医療チームが結成され、何度もリハーサルをしてから本番に臨んだそうです。この手術には、私の友人の父親が深く関与していました。

日本における鍼の歴史

さて、中国鍼と日本の関係はどうだったのでしょうか？　中国から日本に鍼が伝わったのは４世紀頃のことです。中国から阿知使主《あちのおみ》が渡来しました。この人は、日本の平安時代の有名な医家、丹波氏の祖先といわれています。

459年には百済《くだら》から徳来《とこらい》が来日し、この人も薬師《くすし》（医者）になりました。光明《こうみょう》皇后（701〜760年）の頃になると、町中に今でいう病院や薬局が現れました。7世紀に入ると、小野妹子《おののいもこ》をはじめとする遣唐使や留学生が中国に渡り、中医学を学んで日本へ持ち帰りました。

日本人の特質の一つに、外国から取り入れたものを独自に研究し発展させ、新しいものを生み出すことがあります。中国の伝統医学も日本人の体質や気候、文化などに合わせた「漢方医学」として独自に発展しました。日本で「東洋医学」と呼ばれるのは、中国で生まれて日本で発達した「中国伝統医学」を指しますが、中国では1950年代に伝統医学の再整理があり、現在では「中医学」と呼ばれています。

日本に根付いた鍼は、江戸時代になると大いに流行りました。杉山和一《わいち》（1610〜694年）という検校《けんぎょう》（盲官の最高位の名称）が、盲目でも鍼を打てる管鍼《かんしん》を発明したのです。鍼よりすこし短い管の中に鍼を入れてツボに当て、鍼の頭を叩くのです。こうすれば、盲目でも初心者でも鍼を打つことができます。

鍼灸や漢方薬を擁する中医学は日本における医療の主流となり、江戸時代に最盛期を迎え、その技術と知識は中国へも逆輸出されたほどでした。

ところが明治維新以降、欧米列国との軋轢《あつれき》の中、富国強兵が国是となり、戦場における集団治療の必要性が高まったのです。そして、１８７２年に明治政府が西洋医学を中心に据えた学制を導入したことで、高水準にあった日本の中医学は衰退の一途を余儀なくされたのです。

「鍼」を打つとは

この章の冒頭で述べましたが、鍼灸師が治療に使う「鍼」は、髪の毛よりも細く、０・14ミリから０・24ミリまで。「０番」から「５番」まで、０・０２ミリずつ太くなります。

打つ深さは、普通1ミリ程度ですが、場合によっては長い鍼を使って十数センチ打つこともあります。基本は皮膚に対して直角に打ちますが（直刺）、皮膚の面に対して30〜60度の角度をつけて打ったり（斜刺）、ほとんど水平に打つ場合（横刺）もあります。

一般的に使われている鍼はステンレス製でとても細く、〝針で刺したような痛み〟はまずありません。また、施術者は患者さんに痛みを与えないよう、鍼を打つ速度や強さにとても気を配りますから心配は無用です。

私自身は子どもの頃から、鍼の権威であった父の仕事を間近で見ながら、痛くない打ち方を会得しました。父の打ち方は、右手で鍼をつまみ、手首から指先まで、どこにも力みがない流れるような動作で、躊躇《ちゅうちょ》なくスッと打つ。次の瞬間、鍼はまるで吸い込まれるように、皮膚に入っていきます。

ときには、長い鍼がくるぶしを貫通したり、首の根元から体の奥深くに挿入されることもありますが、患者さんは声も上げずに、施術の最初から最後まで穏やかな表情です。

「途中で引っかかるような打ち方はいけない。ツボの中心に鍼が当たっていれば、スーッと滑らかに入っていく。すると患者さんはまったく痛みを感じない。ツボは目に見えないけれど、慣れると見えるようになる。ここに打ってくださいと、目に飛び込んでくる」

治療の様子を側《そば》で食い入るように見ている私に、父はそう言いました。

そうしているつもりでも、患者さんがまったく痛みを感じないとは言いきれません。鍼が皮膚に入る瞬間を「切皮《せっぴ》」といいますが、皮膚に点在する痛みの受容体に鍼が接触すると、チクッっと痛みを感じることがあります。

また、症状によっては、打った鍼に軽い振動を与えたり、指先でクルクル回してひねったりする必要があります。このとき、ズーンと響くような感じがしたり、重だるい感じがしたり、あるいは圧迫されるような感覚を覚えることがあります。これは鍼特有の「響き感」といわれるもので、痛みとは異なり、効果は絶大です。

鍼の効き目は自然で穏やかで、薬のような違和感のある副作用はまったくありません。病気や痛みが悪化することもないので、安心してください。また、鍼を打つと頭がボーッとして眠くなったり、体がだるくなったりすることがありますが、これは「血」の巡りがよくなった証拠。好転反応で一過性のものですから、心配いりません。

施術前に必要なことは、「お腹を空かせすぎない」「お酒を飲まない」です。施術後は少し間を空けてから、食事や入浴をしてください。但し、食べすぎ、飲みすぎはいけません。

ツボと鍼

鍼をツボに打ち、５秒ほどでその周辺がほんのりと赤みを帯びてきます。しばらくすると、患者さんから「痛みが消えた」「気分がよくなった」などの感想が聞かれます。中には鍼が体に刺さったまま、うとうとと眠ってしまう人もいます。皆さん穏やかな表情を浮かべていますが、もちろん、すぐに効果を実感できないという患者さんもいます。

なぜ、鍼を打つと痛みが消えたり、リラックスして眠ってしまったりするのでしょう？医学的に説明すると、皮膚に赤みがさすのは、鍼を刺して傷をつけることによって、その場所に赤血球や白血球、リンパ球などが集まり、血流がよくなるからです。

中医学では、鍼の刺激によってツボに微弱電流が流れ、その刺激によって滞っていた「気」の巡りが促されるからだと考えます。「気」と「血」は一緒に体内を巡るので、「気」の流れがよくなれば、必然的に「血」の流れもよくなります。この流れる道が「経絡」です。つまった経絡を解放するために鍼を打ちますが、その鍼を打つ場所がツボです。

このツボというのは、経絡上の「駅」のようなもの。「気・血・水」の調整ポイントであると中医学では考えます。ツボに鍼を刺して刺激を与えることによって、「気・血・水」

のつまりや滞りが解消され、生命エネルギーがスムーズに全身に行き渡るようになるのです。

治療に来る患者さんの体型は、もちろん一人ひとり違います。そうなると、ツボの位置ももちろん違ってきます。また、皮膚の厚さや敏感さも様々です。体型によるツボの位置を正確に見極めるには、鍼灸師としての技が必要です。厳密にいえば、ツボはピンポイントです。正しいツボでも、ほんのわずか、例えば０・１ミリ外してしまうことがある。ツボに的中させるためには、熟練の技が必要です。

こう説明すると、ツボは一点しかないように思えますが、その範囲は実は広いともいえます。例えばツボが一円玉だと想像してください。一円玉の日本国と書かれた上部でも、木の幹でも葉でも、一円玉の中ならどこでもツボに命中します。鍼をツボのどこに打つか、ピンポイントでありながら、幅があることがおわかりになるかと思います（禅問答みたいですね）。したがってその微妙な違いを探り、ツボの中心を見つけるのは鍼灸師の腕といえるのです。ツボの中により効く、そのまたツボがあるかもしれません。未知のツボを探し、無限の可能性を発見するため、鍼灸師はその腕を磨いて精進し、経験を積んでいるのです。こうした腕のいい鍼灸師は、直接肌を見なくてもツボがわかります。ですから、患者さんは服を脱ぐ必要はありません。もちろん厚手の生地は鍼が通らないので、脱いでもらう必要がありますが。首の周り、肩や腕が出せる服で、膝《ひざ》下までまくれるズボンやスカートで気楽にお越しください。

患者さんに鍼を打つとき、私は常に父の教えを守っています。その心構えは、「立位《りつい》、目、心、指先」を大切にして打つことです。

「この経絡《けいらく》に溜まった気と血を、ゆるやかに押し流そう」「この経絡とあの経絡がスムーズにつながるよう、このツボに少し強い刺激を加えよう」――そういうイメージを思い描き、力を微妙に調節しながら鍼を打ちます。私の指と鍼と、患者さんの体の間を真空状態にしたい。余分なものは一切介在させたくないのです。

気になる鍼の効果ですが、症状や体質などによって、また同じ症状でも人によって効果の現れ方が違う場合があります。ですから、患者さんの状態を見極め、鍼を打つ場所や強さなどを変えます。五十肩、腰痛などは比較的、効果が早く現れます。杖をついて治療院にやってきた人が、治療のあとに杖を忘れて帰ってしまったこともありました。

一方、効果が現れるまで長引きがちなのが、冷え性など体質に関係している場合です。「気」や「血」の流れを完全にコントロールできるまで、もちろん症状によってですが、時間がかかります。その場合は、毎週または隔週で通うなど、定期的に治療を続けることをお勧めします。

このように、ツボをしっかり捉えた鍼は病気に効きますが、一方で、鍼の禁忌《きんき》部位というものがあります。つまり、人間の体には、鍼を打ってはいけない場所があるのです。禁忌部位は、鼓膜や胸膜、延髄《えんずい》、心臓、陰部、腎臓、おへそ、炎症を起している患部、太い血管などです。

よくマッサージと鍼の違いを聞かれます。例えば、肩こりのときにマッサージをすると、とても気持ちがいいですね。これは、経絡に停滞していたものが一時的に他の場所に移動して、その瞬間に気持ちがよくなる、いわゆる対処療法です。すっきりした快感は得難いものですが、原因を取り除くことにはなりません。しばらくすると、また患部がつまって元通りの症状が出てしまいます。ほぐすという意味では効果的ですが、体への負担は変わらないので、鍼で原因を取り除いて下さい。

実証される鍼の効果

鍼をツボに刺して刺激を与え、滞っていた「気・血・水」を経絡に巡らせることで全身のバランスを整え、痛みや病気を治す。これが、今まで説明してきた鍼治療の概略です。とはいえ、子どもの頃から西洋医学に慣れ親しんできた人には、理解することが難しいに違いありません。

理解できないと信頼は生まれませんから、鍼治療を受けないか、受けても効き目がない、ということにもなり得ます。ここはひとつ視点を変えて、「鍼＝中医学」が世界でどのように評価されているのかを紹介したいと思います。

アメリカのニクソン大統領が１９７２年に中国を訪れたときのことです。同行したニューヨーク・タイムズの記者が虫垂炎になり、その治療に鍼麻酔を使い話題になりました。鍼を打って脳内にモルヒネによく似た物質を分泌させ、麻酔薬なしで手術の痛みや術後の痛み、不快感を感じさせなかったのです。このニュースは世界で報道され、鍼の優れた鎮痛効果が世界中に知れ渡りました。

これ以降、中医学を見直す動きが世界中に広がっていきます。

そしてWHO（世界保健機関）は、「現代医学に頼るより、代替医療を取り入れながら、よりよい治療法を探っていこう」と提案し、今や鍼灸は中国や日本ばかりでなく、世界100カ国以上に広がっています。

WHOが鍼灸療法の有効性を認めた病気一覧

◎神経系疾患

神経／神経麻痺／痙攣／脳卒中後遺症／自律神経失調症／頭痛／めまい／不眠／神経ノイローゼ

◎運動器系疾患

関節炎／慢性関節リュウマチ／頸肩腕症候群／頸椎捻挫後遺症／五十肩／腱鞘炎／腰痛／外傷の後遺症（骨折、打撲、むち打ち、捻挫）

◎循環器系疾患

心臓神経症／動脈硬化症／高血圧低血圧症／動悸／息切れ

◎呼吸器系疾患

気管支炎／喘息／風邪および風邪の予防

◎消化器系疾患

胃腸病（胃炎、消化不良、胃下垂、胃酸過多、下痢、便秘）／胆嚢炎／肝機能障害／肝炎／胃十二指腸潰瘍／痔疾患

◎代謝内分泌系疾患

バセドウ病／糖尿病／痛風／脚気／貧血

◎生殖器・泌尿器系疾患

膀胱炎／尿道炎／性機能障害／腎炎／前立腺肥大

◎婦人科系疾患

更年期障害／乳腺炎／生理痛／月経不順／冷え性／不妊

◎耳鼻咽喉科系疾患

中耳炎／耳鳴り／難聴／メニエール病／鼻出血／鼻炎／蓄膿症／咽喉頭炎／扁桃腺炎

◎眼科系疾患

眼精疲労／仮性近視／結膜炎／疲れ目／かすみ目／ものもらい

◎小児科疾患

小児神経症（夜泣き、疳の虫、夜驚症、消化不良、偏食、食欲不振、不眠）／小児喘息／アレルギー性湿疹／耳下腺炎／夜尿症／虚弱体質の改善

このように、鍼は大抵の病気に効きます。骨折や捻挫には即効性があります。自閉症やウツなどの心の病気にも効いています。現代医学では病名がきちんとついていないような症状の病気や原因不明とされている難病でも、鍼治療で改善することが多く見られます。

患部をミクロの視線で捉え、病気を集中的に叩いてやっつけるのが現代医学ですが、中医学では患部を含む体全体をマクロに捉え、バランスを調整しながら治癒させていきます。細部にかかわらず、大元を見据えているからブレがないのです。

鍼治療の到達点「鍼灸三通法」

父・賀普仁により、鍼灸を体系化されたのが「鍼灸三通法」です。病気の原因は「内因」と「外因」の双方にありますが、病的な変化のきっかけとなるのは「気」の滞り、つまり

気が流れなくなることです。父は「気」の滞りを解消するために様々な鍼を試し、その打ち方を工夫し、それぞれの効果を確かめ解き明かしたのです

また、それまでは体の各部ごとに分かれていた鍼灸療法を、体全体を巡る気・血と同じように統一しました。そうして確立したのが「微通法」「温通法」「強通法」です。これを「鍼灸三通法」と呼びます。

父がこの三通法を生み出すまで、どのくらいの時間をかけたのか、私にもわかりません。長い時間だったことでしょう。父は常に総合的な視野を忘れず、北京中医医院で教えるようになってからも、鍼のあり方や神髄のようなものを研究、模索していました。私の目に焼き付いているのは、仕事や治療の合間をぬって古典の文献を読み返し、研究に没頭する父の姿です。

では「微通法」「温通法」「強通法」について解説しましょう。

微通法　「毫鍼《ごうしん》」による打ち方です。軽く、速く鍼を打つので、患者さんはまったく痛みを感じません。体の調整を目的とし、麻痺や痺れ、心疾患、呼吸器系疾患、消化不良などの機能低下の症状の治療に適しています。

温通法　ツボに火鍼を使い、温熱刺激を与えて「気」や「血」の巡りをよくする方法です。基本的に体を温めるので、冷え性などの治療に適しています。火鍼はアルコールランプで鍼の先を火で焼いてから使います。焼いた鍼が赤く熱する間に素早く打つのが鉄則です。聞くからに熱そうですが、打たれても熱さや痛みを感じることはありません。

強通法　「三稜鍼《さんりょうしん》」という鍼を使います。これは刺すためではなく、皮膚を薄く切るための鍼です。血管の表面を刺し、疾病によって瀉血《しゃけつ》量を決め、血を出して「気」を整えます。強通法は、熱を取るための治療です。いわゆる解毒するときに使います。

私が開業した当時、日本で火鍼を知る人はいませんでした。私はその頃から、必要があれば火鍼を使用し、日本の鍼灸師に教えてほしいと請われれば、手ほどきをしました。三通法をきっかけに鍼灸が世界無形文化遺産になると、日本でも火鍼を取り入れる鍼灸師が増えてきました。父の生み出した三通法が日本に根付き、それを広めた私としては大変嬉しいことです。

「微通法」「温通法」「強通法」の三つは、それぞれ単独で使います。ですが、効果が出ないときや難病には、この三つの方法を組み合わせて治療すると効果的です。

鍼治療の仕方ですが、中国鍼では患部にほとんど鍼を打ちません。腰が痛い場合、手首やひざ下などの経絡上のツボに鍼を打ち、経絡の滞りをコントロールして痛みを取り去るようにします。それが経絡とツボの関係です。「体は部分ではなく、全体で一つ」と考える中医学では、それが最も確かで効率のよいやり方なのです。

患者さんの症状に合ったツボに鍼を打ち、刺したまま30〜40分間置きます。これを「置《ち》鍼《しん》」といい、30〜40分は、「気」や「血」が体を一周するのに必要な時間です。最近は刺した鍼の先からジワッと温かいものが広がり、「気・血が流れているな」と実感できるようになりました。

鍼の刺し方は症状によって変えます。例えば、皮膚病なら浅く刺して、リウマチや変形性関節炎は骨の近くまで刺します。鍼は骨折や捻挫に即効性があり、ときには骨まで刺す場合もあります。深く刺すと、それなりに痛みを感じますが、患部の痛みが早く取れて、治りも早いのです。女性は比較的痛みに強く我慢できますが、男性の中には降参状態の方もいます。ほんの少し我慢すればいい効果が現れるのに残念なことです。

現在、中国政府は、鍼灸治療に関して一大プロジェクトチームを編成し、研究を続けています。その成果は着実に出ています。鍼灸が世界無形文化遺産の称号を得ただけでなく、漢方薬の研究で成果を上げた屠《と》呦呦《ゆうゆう》さんが、２０１５年のノーベル賞生理学・医学賞を受賞しました。鍼灸の可能性に、皆さんもぜひ目を向けてください。

ここまで詳しく説明してきましたが、中医学の思想は西洋医学とはまったく違った発想ですから、難しく感じられることでしょう。中国では現代医学とともに、中医学を併用して患者さんを診察しています。「現代医学＝西洋医学」は、ピンポイントで病気にアプローチします。一方、中医学は見てきたように、体のバランスにアプローチします。数千年にわたって実践され、効果が検証されてきた医術であり、副作用もなく安心してかかれるという利点もあります。病気にかかったら、その病気の症状を見極め、現代医学と中医学のどちらかではなく、双方の優れたところを見極め、治療を受けるのがいちばんだと私は考えます。

第4章 免疫力を高めてコロナに負けない体をつくる

「病気」とは何か?

体は様々な外部環境の変化に適応しながら成長し、活動を維持しています。こうした変化に合わせて、体が最もストレスなく、適した状態にあることを「健康」といいます。

しかし、体が様々に変化する環境に、常に最適な状態で適応できるわけではありません。適応できなくなったときに、体には「不調」のサインが現れます。

体の不調は、飲食の不摂生や、過労やストレス、ケガなどによってももたらされます。不調を放置したまま原因を取り除かないと、体の状態は悪化し、病気になります。つまり「体を壊す＝病気になる」とは、外傷を受けた場合は別ですが、いきなり五臓六腑がダメージを受けるのではなく、その前段階として体を巡る「気・血・水」の栄養状態に変調が現れることで、それを見逃してはなりません。ちなみに「病気」とは言いますが、「病体」とは言いません。

また、感情の暴走や停滞、極度の怒りや悲しみは、体の「気・血・水」の循環を亢進、逆走、停滞させます。そのことによって体を壊し、ある場合には精神面にもダメージを与えます。

このことも私たちは日常的に学習していることです。

病気の原因

外因 外部環境の変化によるもの	気候変化 疫病
内因 自分自身に起因するもの	感情の異常な亢進や沈滞
不内外因 「内因」と「外因」以外のことに起因するもの	不摂生な生活習慣 過剰な運動や休養 ケガなどによる外傷 「気・血・水」の代謝異常 陰陽、気・血・水、臓腑の失調

「免疫力」とは何か？

新型コロナウイルスで亡くなった人は、全世界で156万人、日本でも2000人を超えました（2020年12月4日時点の報道による）。一方で、コロナウイルスの陽性反応が出ても症状が現れず、普段と何ら変わりなく元気な人もいます。これはどうしてなのでしょうか？　世界中の医療従事者がその原因を探っていますが、残念ながら、その謎はまだ解き明かされていません。

ここで一般的にいわれているのが「免疫力」です。私たちの体には病原体から身を守るバリア（防御の仕組み）が何重にも備わっていて、そのおかげで簡単には病気にならないのです。

その免疫力は、まず外部から侵入を試みる病原体を体内に入れないようにする皮膚や粘膜です。そこをすり抜けて病原体が体内に入り込むと、待ちかまえているのが自然免疫です。マクロファージなどの免疫細胞が病原体を食べ、殺菌物質を出して排除します。最後に登場するのが獲得免疫です。今まで体に侵入した病原体を記憶し、その病原体が現れると反応し、抗体となって排除します。

こうした免疫系が正常に働いていれば、私たちはコロナウイルスに感染しにくくなり、かかったとしても重症化しにくくなるのです。

免疫力を高める中医学のアプローチ

まずは規則正しい生活を心がけましょう。ですが、この「規則正しい生活」とは、毎日時間どおりに生活するということとは少し意味合いが異なります。

中医学では、「人と自然は一体であり、自然の恩恵を受けながらも急な気候変動に対してもうまく順応していくことが重要である」と考えます。つまり、季節の移ろいとともに変わる体の陰陽《いんよう》（陽は「気」、陰は「血」と「水」）に合わせた生活を心がけることです。

季節ごとの、陰陽に合わせた食事も大切です。例えば、春先には「陰気」が減衰し始め、逆に「陽気」が強くなり始めます。したがって体を温め、「気」や「血」の巡りを促進する食事を心がけて摂るなどです。夏は「陽気」が盛んで「陰気」が少ない時期です。この時期は、「陽気」が上がる食材の過食を避け、「陰気」を補充できる食材を摂るといいでしょう。体の熱を取り、便通を整えることを心がけるのです。

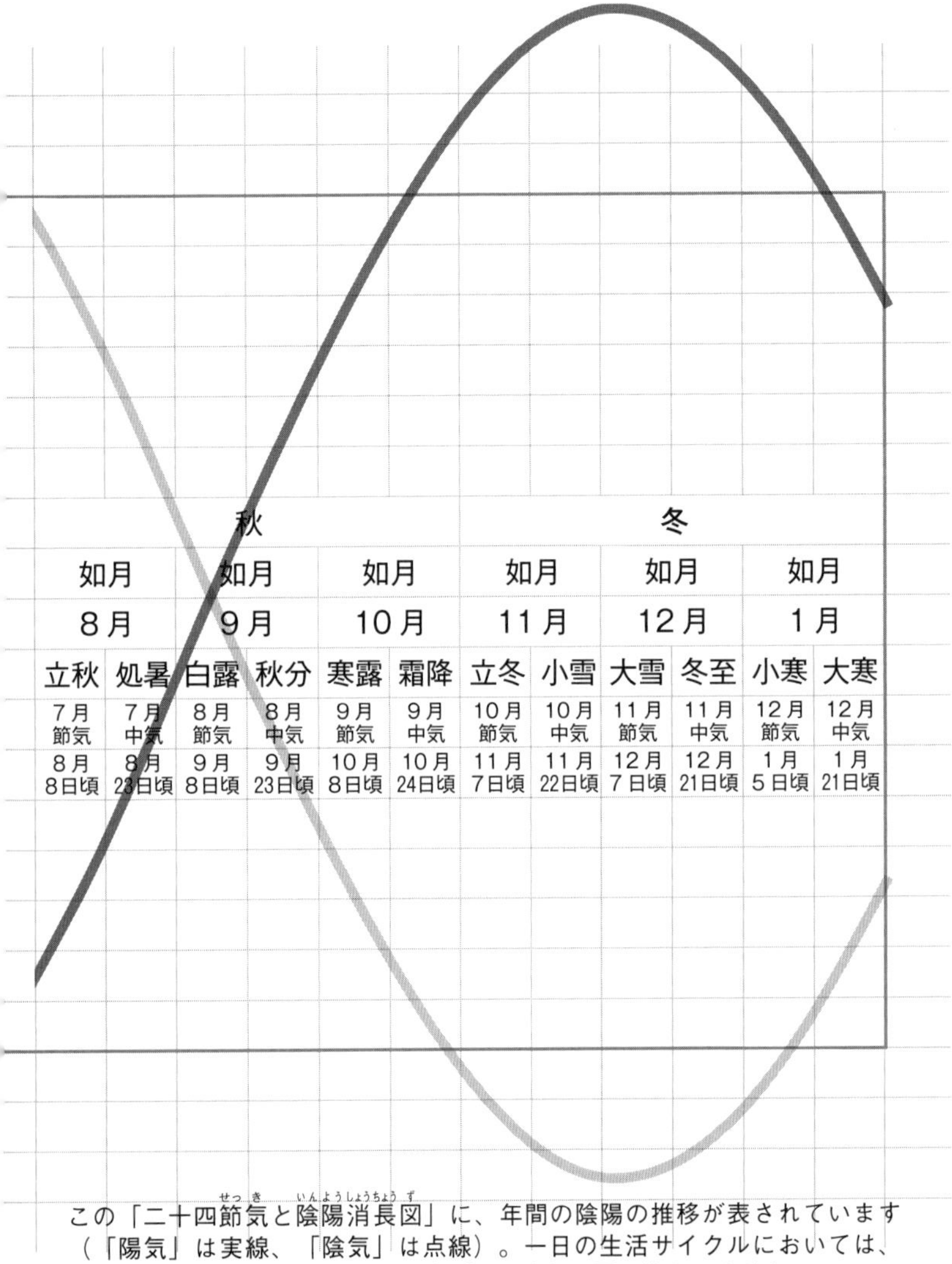

	秋							冬			
如月		如月		如月		如月		如月		如月	
8月		9月		10月		11月		12月		1月	
立秋	処暑	白露	秋分	寒露	霜降	立冬	小雪	大雪	冬至	小寒	大寒
7月 節気	7月 中気	8月 節気	8月 中気	9月 節気	9月 中気	10月 節気	10月 中気	11月 節気	11月 中気	12月 節気	12月 中気
8月 8日頃	8月 23日頃	9月 8日頃	9月 23日頃	10月 8日頃	10月 24日頃	11月 7日頃	11月 22日頃	12月 7日頃	12月 21日頃	1月 5日頃	1月 21日頃

この「二十四節気《せっき》と陰陽消長図《いんようしょうちょうず》」に、年間の陰陽の推移が表されています（「陽気」は実線、「陰気」は点線）。一日の生活サイクルにおいては、「春は朝」「夏は昼」「秋は夕方」「冬は夜」と置き換えてください。

季節はもちろん、日々の活動においても自然の時間の流れに逆行し、かけ離れた生活をすると「気・血・水」の巡りを乱し、免疫力の低下を招きます。

24節気陰陽消長図

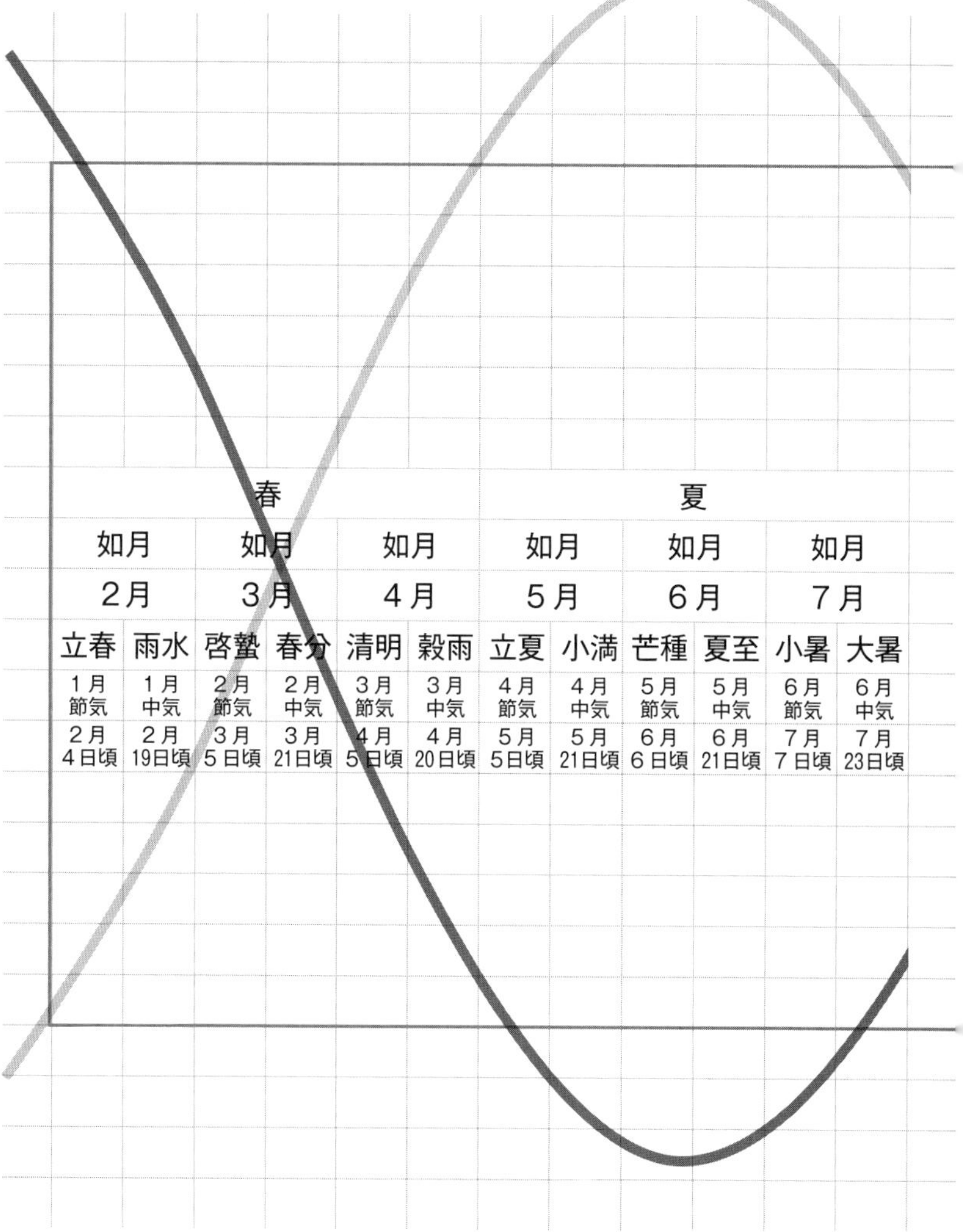
春
夏
如月 如月 如月 如月 如月 如月
2月 3月 4月 5月 6月 7月
立春 雨水 啓蟄 春分 清明 穀雨 立夏 小満 芒種 夏至 小暑 大暑
1月節気 1月中気 2月節気 2月中気 3月節気 3月中気 4月節気 4月中気 5月節気 5月中気 6月節気 6月中気
2月4日頃 2月19日頃 3月5日頃 3月21日頃 4月5日頃 4月20日頃 5月5日頃 5月21日頃 6月6日頃 6月21日頃 7月7日頃 7月23日頃

自分の体の「今」の状態を知りましょう

忙しく毎日を過ごしていると、少しくらいの調子の悪さにいちいちかまっていられません。「ちょっと胃が痛いけれど我慢できそうだからいいや」などとやり過ごし、そして、そのことすら忘れてしまうことも多いのではないでしょうか。

こうした不調はより深刻になると、体の状態を訴えるサインとして顔や舌に現れます。それを見逃さないために、毎日、自分の顔を鏡でしっかり見るようにしましょう。

チェックするポイントは次のとおりです。

①顔の色

正常な顔色――黄白色で、やや赤みを帯びている。
ほてったように赤い――実熱型（暑さなどが原因で熱が出たり、ほてりを感じる）
両頬が赤い――陰虚型（微熱があり、口が渇き、寝汗をかく）で水分不足が考えられる
蒼白――虚寒型（陽気の不足が原因で、食欲不振、軟便、脈は遅い）
ツヤのない白色――血虚型（貧血が原因で、めまいがあり、脈は力ない）

黄色味を帯びている――気虚型（気力減退が原因で、汗をかき、立ちくらみ、耳鳴りがする）

青紫色――陽虚型（体を温める機能減退が原因で、冷え性、頻尿になる）、または瘀血《おけつ》型（血がドロドロになる、血行不良）

②舌の色と形

舌は常に口の中にしまわれているので、自分でもしっかり見ることは稀ではないでしょうか。実は、舌は日によって太さや厚さ、大きさが微妙に変わります。顔がむくんだり、こけたりするように、舌も痩せたり太ったりするのです。変化があるのは何かしら原因があるからで、舌は、その人の健康状態を見る重要なポイントです。中医学では「舌は心の苗」と言い、私も診察時には、患者さんの舌を必ずチェックします。

毎朝、歯を磨くときなど、鏡の前で舌を出してしっかり観察し、チェックしてください。

健康な舌は淡い赤色で、適度に潤いがあり、全体にうっすらと白い苔《こけ》がついています。

また、舌の各部分は各臓腑に関係しているので、その部分の変化で臓腑の状態がわかります。

色

淡紅色——正常

淡白色——冷え、ほてり、慢性疾患

紅色——感染性疾患

濃い紅色——慢性肺炎、甲状腺機能低下、糖尿病、高血圧

紫色——冷え、肝硬変

青紫色——肺気腫、心筋梗塞

形

太く、歯の痕がある——慢性腎炎、水腫（むくみ）、色が赤いと急性伝染病

痩せて小さい——色が淡いと「気」と「血」の不足

真ん中が裂けている——呼吸器系疾患、がんの可能性

苔

厚い——胃腸の疾患

薄い――異常なし
まだら状――「気」の不足
白色――冷たいものの摂りすぎ
紅色――風邪の熱
黄色――暴飲暴食、油ものの摂りすぎ
黒色――「気」の不足

舌にある内臓の反応点

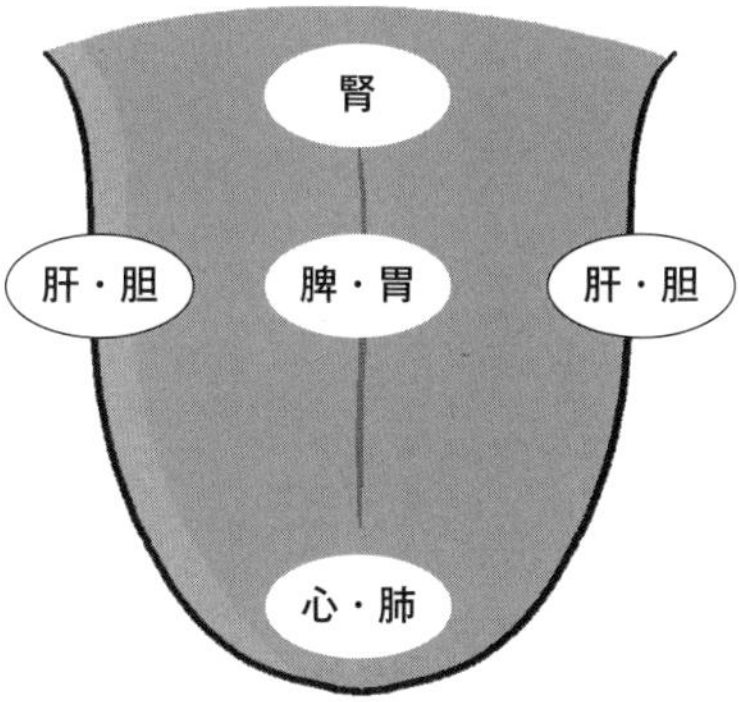

③目の生気

中医学では「目にはその人の正邪が現れる」と言いますが、目は五臓六腑の生気が注ぐところです。目を見れば、その人の「気」の強さがわかります。

目がすっきりと明るく輝き、生き生きとしているのなら、内臓は活発に動いています。目に力があり、顔色が明るく肌ツヤもいいのなら、生命エネルギーがしっかり体内を巡っている証拠。健康状態は申し分ありません。

逆に目に生気が宿らず、動きが弱々しい上に顔色が暗く、やつれているときは注意が必

要です。内臓の働きが弱り、生命エネルギーが不足しているので、できるだけ体を休めてください。

通勤電車の窓に映った自分の顔が目に入ったとき、目が腫《は》れぼったい、顔がむくんでいるなどに気づいてギョッとしたことはありませんか？　鏡の中の顔は、物言わぬ体の状態を雄弁に語っています。「舌が黄色っぽいのは昨日の暴飲暴食がたたっているんだな。今日は食事を控えめにしよう」「顔色にツヤがなく青白いので、今日は飲み会をパスして早めに帰宅しよう」というように、朝起きたときの顔色や舌の状態、目の輝きをチェックして、その日の行動を考えるのはとてもいい習慣です。

こうしたセルフチェックは、最初はその変化になかなか気づかないものですが、続けていると必ずわかるようになります。毎日の積み重ねが体を健康に保つ秘訣です。

ウツや難病に挑戦する鍼治療

私が鍼でウツ病が治ることを話すと、「本当ですか？」と、たいていの人が驚きます。鍼は腰痛や肩こりだけでなく、心を整えることにもとても有効なのです。

中医学では、心と体を一つとして考えます。心の問題は、体の内側と深くつながっているのですね。先に説明した「五行説」によると、「肝」は怒り、「心」は喜び、「脾」は思い、「肺は」憂いと悲しみ、「腎」は恐れと心配と、五臓は人間の感情をコントロールする役目を持っています。

ところで自分の五臓（内臓）のことをリアルに考えたことはありますか？　五臓は目に見えず、手で触れることもできません。具体的なイメージを持つことは難しく、「食べすぎや飲みすぎで胃が痛い」「ストレスで心臓が苦しい」など、痛みや不快感があるときに思い出す程度だと思います。

五臓の大きさやパワーは人によってまちまちです。つまり、「心のあり方＝個性」は、人間の感情をコントロールするこの五臓のバランスによって形作られるのです。

そして、その個性が自分ではコントロールできなくなり、コチコチに固まってしまうときがあります。これにより、ウツの症状が現れるのです。

私は治療にあたり、まず患者さんといろいろ話をします。目に見えない「心」に「言葉」という鍼を打ち、信頼関係を築いた上で実際の鍼を打ち、ツボを刺激してその人の五臓のバランスを整え、その人本来の心のありようを取り戻す手助けをするのです。

ウツを克服するための8カ条

①無理はしない
②頭の中を空っぽにする
③自分を褒める
④暑い日、寒い日はゆっくり過ごす
⑤夢を持つ
⑥イヤなことは忘れる
⑦笑う
⑧貯金する

2013年に厚生労働省が行った調査によると、ある時点でウツ病を有している人の割合は6・7%と報告されています。15人に1人が、生涯で一度はウツ病になる計算です。

　また、このコロナ禍が長引くにつれ、気分が晴れずにウツウツとされている方が増えるのではないかと私は心配しています。社会が回らないため経済が逼迫し、食事に困るほど追い詰められる人も多いと耳にしますが、実際に自殺者が増えていて、厚労省の公表資料によると、２０２０年８月の自殺者は、前年比で男性10％、女性45％も増えています。

　人間の心は本来しなやかなものです。へこんだり落ち込んだりしても、やがて元に戻るようにできています。心が痛むというのは、ストレスなどで臓腑のコントロールができなくなり、心が異常反応を起している状態です。

「心と体は別々だ」と言う人もいるようですが、本来は心と体は一つのものとして、健康は成り立つようにできています。それが様々な要因で軋《きし》み、齟齬《そご》が生まれ、解離していくのです。ストレスを引き起こす様々な要因は、言ってみれば体に潜んだ悪者です。鍼は体を本来の状態に戻すために、悪者を体から追い出す手法なのです。

難病を鍼で克服する

　私の鍼灸院には、難病を抱える患者さんも治療に来られます。難病は、原因が解明されていないために現代医学での治療方法が確立できません。

例えば「パーキンソン病」には治療法が見つかっていないため、徐々に体が硬くなっていき、日常生活が困難になるのを指をくわえて見守るしかありません。西洋医学では、パーキンソン病は、脳が出す指令に必要なドーパミン（神経伝達物質）の減少による運動障害や意識障害であるといわれているものの、はっきりとした原因や治療法がなく、病気の進行を止めるのは難しいのが実状です。

一方、中医学にはそもそも「パーキンソン病」という病名はありません。めまい、手足の震《ふる》え、歩行困難、平衡《へいこう》感覚の喪失などの症状には、「陰陽両虚」など「気・血・水」の不調を整える治療を行います。中医学では、あらゆる病気は「気・血・水」の過不足や乱れが原因であるとしているのです。

ちなみにドーパミンは膵臓によっても生成される物質ですが、中医学では膵臓という臓腑は存在せず、脾胃《ひい》（消化器系）の総合的な機能の一部として捉えています。

社会が複雑になりグローバル化が進み、環境が破壊されるにつれて、これまでになかった病が現れます。今回の新型コロナウイルス感染症が正しくそれにあたります。こうした現代医学だけでは治りにくい病気でも、鍼でその症状を和らげ、進行を遅らせることが可能です。

大きな病院で診察を断られ、担当医に「これ以上の治療はできない」と通告され、途方に暮れて私の治療院を訪れる方々がいます。

次第に視力が失われる眼病の芸術家、後頭部が鶏冠《とさか》のように盛り上がった男性、自力では椅子にも座れないほど両足が麻痺してしまった女性。

医者に見放された症状を詳しく説明し、すがるように私を見つめる患者さんを前にして、私はこれまでの経験を基に、父の残した文献を漁《あさ》り、治療法を考え組み立てて、鍼を打ちます。

第5章 体質をチェックして自分の体を知る

中医学の観点から見た、自分の体の状態を知るためのチェックシートです。今までのおさらいを兼ねています。

ステップ① 体の基本

◎五臓六腑

中医学では長年の観察から、生命（体の活動）は複数の機能がダイナミックに連携した結果生じるものと捉え、各臓腑は他の部位と同期・連携をとり、互いに影響を受け与えていると考えます。このため、中医学でいう「肝」は、西洋医学における肝臓とは異なります。

五臓　「肝・心・脾《ひ》・肺・腎」で構成され、大気や栄養素を取り込み、「血」と「水（津液）」を生産し、気を貯蔵します。

六腑　「胆・小腸・胃・大腸・膀胱・三焦《さんしょう》」で構成され、飲食物の消化吸収と不要物の排泄を行います。

「三焦がある」のも「膵臓がない」のも西洋医学とはまったく異なる概念です。中医学では内臓を生理機能の面から捉え、西洋医学では内臓をパーツごとの物質と捉えていることの相違によるものです。

西洋医学において膵臓は消化液の分泌やホルモン分泌機能を有していますが、中医学ではその機能は脾胃が担っているため、中医学には膵臓は存在しないのです。

一方、西洋医学にはない三焦は、「気・血・水」を循環させる機能を持った通路であり、体温調節や水分の運行や排出を担っています。

◎体内を巡る「気・血・水」

体の構成物（内臓、四肢、百骸＝百の骨、五官、皮毛、筋・肉、血・脈）を動かし、働かせているものは何でしょう？　それは、体内を巡る、「気・血・水（津液《しんえき》）」です。

気	**【陽】**	生命活動や生理機能を押し進めるエネルギー。目に見えない
血	**【陰】**	全身に栄養と潤いを行き渡らせる機能を持つ赤色の液体
水（津液）	**【陰】**	体内を潤している様々な水分（涙、消化液、唾液、汗、尿、関節液など）

「気」は「陽」、「血」と「水」は「陰」に分類されています。

「陽」は目に見えないが確かな存在感のある「エネルギー＝動力」を指し、「陰」は目に見える「物質」を指します。

「陽」のエネルギーは、古代の科学技術では可視化することができませんでしたが、現代の西洋医学においてその解明が進んでいます。

「気・血・水」が担う働き

気	人体各部に栄養を与える／臓腑への血液の流れをよくする／臓腑などを温める 病気と闘う／異常な発汗や出血を抑える／血液・津液の流れをよくする
血	全身に栄養を運び潤す／精神活動を支える
水	血とともに脈管内を循環し、脈管外にも浸透して組織・器官・臓腑を潤す

前述したように、「健康」は「気・血・水」と五臓六腑のバランスがとれている状態です。体のどこにもストレスを感じず、心が軽く体がしなやかに反応します。そのバランスが崩れると、体の部位に不快な兆候が現れます。健康時とは明らかに違う不調を感じて医者に行っても、それをうまく説明できないときなどは「発病なし」と判断されがちです。

こうした「健康」と「発病」の間が「未病」です。病気には至らないが、健康とは言いきれない。健康という防波堤にひびが入った状態とでも言いましょうか、そのまま放っておくといずれ防波堤は決壊し、病気になります。この未病を感じたら、その原因を探り対処してください。

各系統が影響する体の部位と症状

肝系統	胆・目・筋・爪・涙
心系統	小腸・舌・血脈・顔・汗
脾系統	胃・口・肉づき・唇・よだれ
肺系統	大腸・鼻・皮・皮毛・鼻水
腎系統	膀胱・耳・骨・髪・二陰（尿道および生殖器と肛門）・唾液

「寒熱」タイプ別　原因と症状

	主な原因	主な症状
陰陽平衡（健康体）	—	—
実熱症	精力旺盛、飲酒、辛味の刺激物を好む、高カロリー食品好き、ストレス過剰、急性炎症	汗かき、熱っぽい／皮膚の炎症、化膿／のどの渇き 顔面紅潮、目の充血／分泌物、排泄物が黄色い 分泌物、排泄物の臭いがきつい
実寒症（寒実）	体を冷やす食べ物の過食や急激な気候変化によって体を冷やしてしまった	四肢の冷え／顔面蒼白／疼痛／下痢／小便清 腹痛・便秘
陰盛格陽	体内の陰寒が過盛で、陽気が外に押しやられる	皮膚の赤み（熱はない）／常に四肢を動かしている 熱があるが布団を欲しがる／ドライマウス 熱い飲料を好む
陰盛陽虚	寒・湿などの陰邪内盛あるいは寒涼薬の過服	寒がり／四肢が冷たい／下痢／浮腫や水腫（むくみ） 舌が腫れぼったく大きい／白い舌苔がある
陰虚	徹夜、過度の運動、下痢などによる陰液（血・津液・精）の消耗	ほてり／のぼせ／手足のほてり感 胸部の不快感／寝汗／頬が赤い
陽虚	寒さに無防備で、冷房の部屋でも肌の露出が多い衣服やサンダル。冷たいものを好む	四肢が常に冷たい／下半身が冷えやすい 顔色が青白い／膀胱炎をくり返す 冷えると腰や関節が痛む
陰損及陽	もともと陰虚の症状があるところへ、日時経過とともに病変が発展	寒がり／四肢の冷え／手のひら・足の裏、胸中に熱感／顔面の皮膚が白く光沢がない／ドライマウス 顔面潮紅／寝汗
陽損及陰	もともと、陽虚の症状があるところへ、日時経過とともに病変が発展	水腫（むくみ）／寒がり四肢の冷え／腰膝がだるくて痛い／ドライマウス／体重の異常な減少 不安感と常に体を動かす
陰陽両虚	陰陽とも不足した状態が長い間続き、双方ともに次第に虚してしまった状態	上半身が熱い／のぼせ／暑がり／めまい／耳鳴り 目の周囲が暗い／四肢の冷え／抜け毛／不眠／寝汗 ドライマウス／唾液が少ない／むくみ／足腰の痛み 腹痛／下痢／舌に歯の痕／舌が乾燥／舌苔が少ない

ステップ② 自分の体のタイプを知る

◎「寒熱」体質チェック

次の表で、自分の体質が「熱」タイプなのか、「寒」タイプなのか、詳しく分析することができます。該当する症状の多いものが自分の体質ですが、単なる「暑がり」か「寒がり」の区別に留まらず、「陰陽」のバランスによっても各々バリエーションがあり、その違いによって「未病」の改善方法が異なります。

五臓のトラブルチェック

五臓には互いに関係の深い部位があります。五臓の状態を直接見ることはできませんが、五臓の不調はその関連する部位に兆候が現れるので、これによって五臓の不調を知ることができます。

五臓トラブルチェック表

チェックポイント	具体的な症状の例	この臓腑のトラブルです	
目 筋肉・腱 涙・爪	めまい／立ちくらみ／頭痛み／眼精疲労 かすみ目／視力低下／足がつりやすい 肩こり／口が苦い／腹が張る／爪が脆い 生理不順／生理痛 味覚の嗜好性　酸っぱいものが欲しい	肝	胆
舌・顔面 血管・汗	動悸／息切れしやすい／胸の圧迫感 胸の鈍痛／不眠／汗かき／顔面紅潮 舌がもつれる／舌の炎症 舌先がしみる／舌先が赤い 味覚の嗜好性　苦いものが欲しい	心	小腸
口・口唇 食道・唾液 全身の肉づき	食後に胃がはる／ムカつき／吐き気 下痢しやすい／疲れやすい／よだれ 口中の粘つき／口唇の荒れ 味覚の嗜好性　甘いものが欲しい	脾	胃
鼻・体毛 皮膚・気管 鼻水	痰／汗が出ない／むくみ／便秘 息苦しい／のどの乾燥／のどのかゆみ 肌荒れ／皮膚炎／敏感肌 鼻水・鼻づまり／鼻炎／鼻粘膜の乾燥 味覚の嗜好性　辛いものが欲しい	肺	大腸
耳・歯・骨 髪・生殖器 泌尿器	精力減退／歯がグラグラする／腰痛／膝痛／耳が聞こえにくい／耳鳴り／頻尿 残尿感／尿が出にくい／尿漏れ 顔色がどす黒い／髪の毛が抜けやすい 生理時の発熱 味覚の嗜好性　塩辛いものが欲しい	腎	膀胱

ステップ③ 自分の体を守る

◎「相生」と「相剋」で陰陽のバランスを整える

五臓は互いに助け合い、制御し合って体のバランスをとり、体内に生命エネルギーを生み出しています。したがって、不調の認められる臓腑がわかったとしても、その臓腑を直接手当せずに、その臓腑と「相生」と「相剋」の関係にある臓腑に注目して対処します。

相生　互いに支持、促進、助長する関係です（左図では実線矢印の関係）。「母子関係」ともいいます。例えば、「肝」と「心」は母子関係（相生関係）にあり、「肝」が母で、「心」が子となります。

相剋　相手をコントロールする関係です（左図では点線矢印の関係）。例えば、「肝」は「脾」と相剋関係にあり、「肝」は「脾」をコントロールしますが、「肝」は同時に「肺」の相剋関係にあり、「肝」は「肺」によってコントロールされています。

このように五臓は、互いに相生関係（相手を助ける）、相剋関係（相手を抑制する）にあり、

陰陽五行相関図

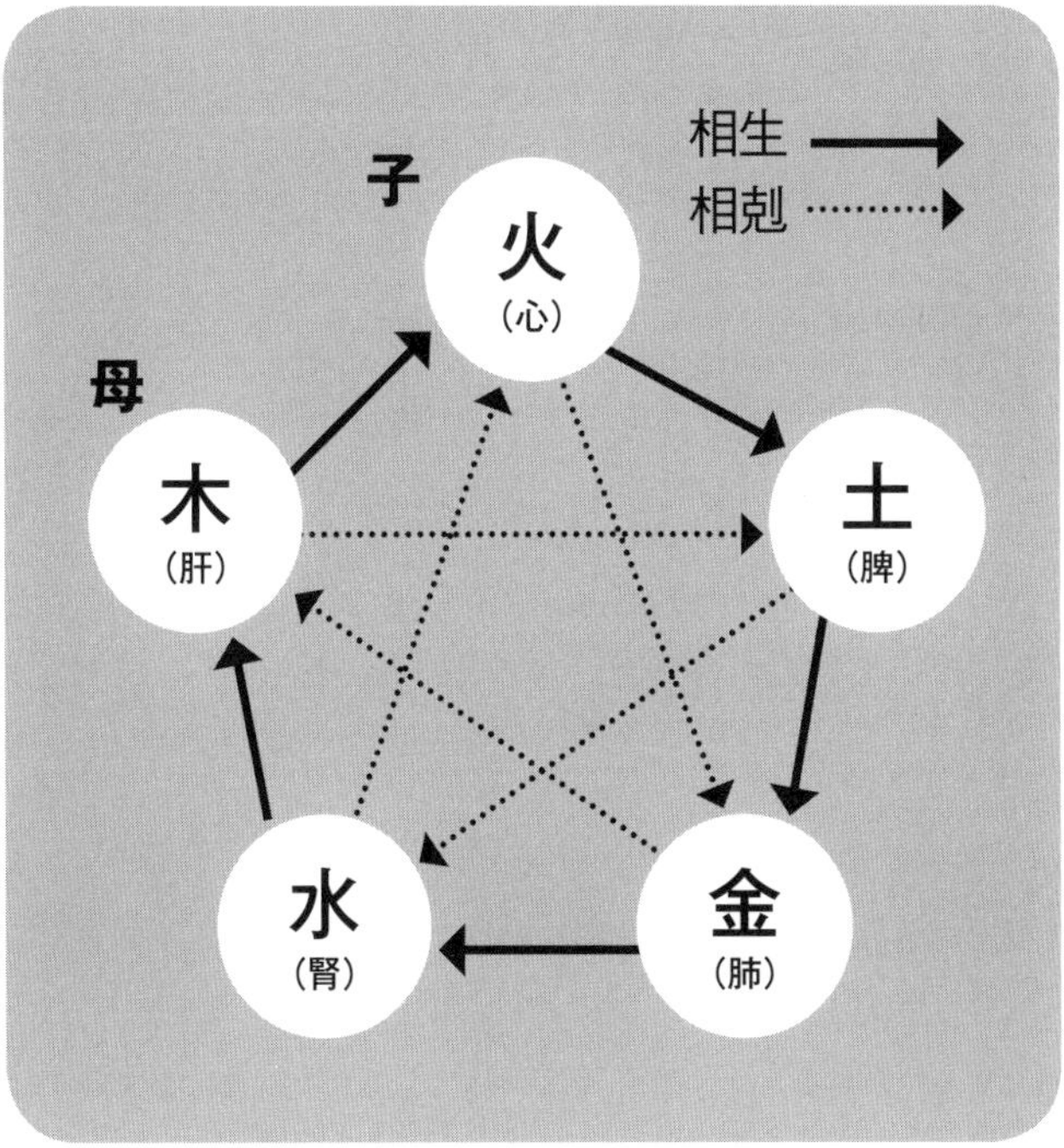

バランスをとっています。

治療の原則としては、不足しているならば、その母であるところの臓腑に必要な「気・血・水」となる栄養を補う。過剰ならば、その子であるところの臓腑の過剰な「気・血・水」を瀉《そそ》ぎます。

五臓の改善に役立つのが、次の「五行配当表」です。最左列にある「木・火・土・金・水」は、五臓の特徴を比喩的に表しています。症状が現れている臓腑はどれか？　その臓腑の「気・血・水」の状態は過剰か不足か？　これによって手当するべき臓腑がどれなのかがわかります。

気分を平静に保つには
いつも怒っていると肝を傷めます。肝を病むと気が上昇し、怒りっぽくなったり、逆に怒る気力が抜けたりします。
はしゃぎすぎは気が緩み、心を傷めます。心を病むと独笑したり、逆にまったく笑いを忘れたようになります。
思い悩んでばかりいると気が結して脾や胃を傷めます。
いつまでも憂い悲しんでいると肺を傷めます。
恐れ、驚きの感情は気を乱して腎を傷めます。腎を病むと驚きや恐怖に過敏になります。

五行配当表（一部）

五行	五臓	相生	相剋	五味	五味（五臓を養う味） 五臓が弱っているときに好む味	五志	
木	肝	心	脾	酸	酸味は肝を補いますが、酸味は気を収斂し、筋に作用して収縮させるので、多食すると陰部の筋も収し、排尿しずらくなります。	怒	気が上がる（逆上する）
火	心	脾	肺	苦	苦味は心を補いますが、苦味は他の味より作用が強いので多食すると、三焦の気が不通になり胃などを冷やすので、胃熱のある場合はよいですが、胃の冷えている人にとっては食欲不振や嘔吐することもあります。	喜	気が緩む
土	脾	肺	腎	甘	甘味は脾を補いますが、甘味は緩める作用があるので多食すると、胃が緩み、胸を圧迫することがあります。運動時などは、疲れを取ってくれますが、摂りすぎると倦怠感をもたらします。	思	気が結する（つまる、ふさがる）
金	肺	腎	肝	辛	辛味は肺を補いますが、辛味は気を発散する作用があるので多食すると、陽である上焦に気が上がりすぎ、心がうつろになります。	憂	気が消える（意気消沈）
水	腎	肝	心	鹹（塩辛い）	鹹味は腎を補いますが、鹹味を多食すると、中焦から血脈に入り、血が固まって流れが悪くなるので、その流れを取り戻そうと胃から水分が送られます。その結果、胃の水分が不足して口が渇きます。	恐	気が下がる

ステップ④ 食養生

◎バランスのよい季節の味が健康に役立ちます

春 冬から春に移るとともに体も緩《ゆる》み、体内の活動が盛んになります。冬に活躍した「肝」に栄養を補いましょう。酸味過多は胃腸の負担。甘味を少し加えて和らかな味で。

夏 体は熱のこもった状態で体力を消耗しやすい季節。体の熱を冷やす食材を。ただし、低体温の人や冷房による冷えのある人は控えましょう。苦味を少量摂れば、心の働きや血の流れが安定します。

長夏 夏の終わりの高温多湿な時期（日本では梅雨のような時期）湿度が高いので発汗できずに余計な水分が体内に溜まりやすく、代謝が下がる季節です。程よい甘味は「脾」への滋養強壮効果があります。

秋 秋口は夏の疲れを癒やしましょう。その後、乾燥対策が大切です（冬も）。辛味は体を温め、血行促進、殺菌作用や風邪の予防、免疫力低下改善に効果あります。

冬 寒さで血管や皮毛が収縮し、代謝が下がる季節です。体に栄養を蓄えましょう。鹹味《かんみ》（塩辛い味）で「腎」の老化防止。

「陰陽」の過不足と「食」の関係

陰 （血・水）	過剰なら	**陰盛**	過剰な陰を摂取する 食習慣を見直す
	不足なら	**陰虚**	該当する臓腑が好む食材を摂る
陽 （気）	過剰なら	**陽盛**	過剰な陽を摂取する 食習慣を見直す
	不足なら	**陽虚**	該当する臓腑が好む 食材を摂る

「気・血・水」となり、体中に行き渡る食べ物

五穀為養	穀物は体を養うエネルギー源
五果為助	果物は体を助けるビタミン補給
五畜為益	肉類は体をつくるたんぱく質源
五菜為充	野菜は体を充実させるビタミン、ミネラル

◎旬の食材を食べましょう

自分の「気・血・水」の状態と「五臓」の状態に合わせた食材選びを心がけ心掛けましょう。

旬の野菜を勧めるのは、安価で美味しいのはもちろん、栄養素の含有量が多いからです。例えば、「旬の野菜」と「旬外れの野菜」のカロテン（体内でビタミンAに変わる）の含有量を見てみると、7月の旬のトマトは11月の約2倍、6月のニンジンは1月の約2・5倍、3月のブロッコリーは8月の約4倍。ビタミンCの場合では、12月のほうれん草は9月の約4倍、ブロッコリーも2倍程度と、おおよそ、旬と旬外れでは2〜3倍の差があります。ですから、旬の新鮮な食材を食べることが大切です。できれば地元で獲れたものがいいですね。

食材の効能

収渋類	体内から漏れ出るものを止める働き
温裏類	臓腑を温め、冷えの症状を改善する
活血化瘀類	血流をよくして流れの悪くなった状態を改善する
辛温解表類	発汗の作用により、体表の病原体を駆逐する
辛涼解表類	消炎・抗菌作用により、体表の病原体を駆逐する
化痰止咳平喘類	痰や咳などの改善を図る
化痰類	水分が滞って生じた痰湿を除去する
去湿類	津液の代謝を促す
去風湿類	風湿による関節や筋肉の痛みの緩和
滋陰類	陰液を補う
止血類	出血の症状を和らげる
止咳平喘類	呼吸機能を調節し、咳・喘息を改善する
消食類	食物の消化を促す
助陽類	臓腑を温め、機能促進や抗寒能力を増進する
清熱類	熱の症状を解消する
補気血類	「気虚」「血虚」による不調を改善する
補気類	「気虚」による臓腑の不調を改善する
補血類	「血虚」による臓腑の不調を改善する
理気類	「気」の巡りを改善する
利水滲湿類	利尿作用により、体内に滞った余分な水分を取り除く
理血類	「血」の巡りを改善する
養血類	「血」の失調による症状を改善する

第6章 免疫力を高める漢方薬と簡単ツボ押し

コロナストレスに負けるな

新型コロナウイルス（SARS-CoV-2）の感染が収束に向かう気配が一向に見えません。このコロナウイルスは、風邪の原因となるウイルスや重症急性呼吸器症候群（SARS）などと同じコロナウイルスの一種です。感染者の飛沫（くしゃみ、咳《せき》、唾液など）と一緒にウイルスが放出され、そのウイルスを口や鼻などから吸い込むと感染します。その一方で、ウイルスを吸い込んで感染しても、症状がまったく出ない陽性者（無症状病原体保有者）が多くを占めています。

日本における新型コロナウイルス感染者数は12月8日現在で延べ16万4０００人。一方、２０１８年第36週から２０１９年第17週におけるインフルエンザの患者数は約１２００万人です。それから見れば少なく取るに足らないのですが、現時点で新型コロナウイルス感染症にはワクチンもありません。何より無症状の陽性者はどこにいるかわかりませんから、「ひょっとしたらあの人はウイルスを持っているかもしれない」と、誰もが疑心暗鬼になります。また、ウイルスは感染者が触れたものにも付くからと、スーパーから帰ってから購入品を一つずつ消毒用アルコールで拭く……、なんてことをやっていたらキリがありませんし、精神的にも参ってしまうでしょう。

くよくよすることは心を蝕《むしば》みます。怖がることは心に負担をかけます。そうした気持ちが続くと、免疫力が下がってしまいます。ですから、手洗いをし、人混みではマスクを着用するなど、やれるだけのことはやって、あとは免疫力を下げないよう、心身のバランスを整えることを考えましょう。ここではコロナストレスに負けないための、漢方薬とストレスに効くツボを紹介します。

「漢方薬について」

「中医学」という言葉は、中国では「中国の伝統医学」のことをいいます。中医薬（漢方薬）、鍼灸、推拿《すいな》（按摩）、導引《どういん》（気功・太極拳）などの療法を含みます。

日本の「漢方」という言葉は、中国の伝統医学の意味ではなく、日本の伝統医学を表します。

江戸時代にオランダから伝わった西洋医学を「蘭方《らんぽう》」と呼ぶようになったことから、それ以前に日本に伝わった中国・漢の時代の医学、つまり生薬《しょうやく》（中国の薬）を使用し、その後、日本化された医学を「漢方」と呼ぶようになりました。これが、「漢方」とは「日本の漢方薬」を指している要因です。また、日本では、生薬を使う「漢方医学」と鍼灸を使う「鍼灸医学」を合わせたものを「東洋医学」と総称しています。

漢方薬は、天然の薬草や鉱物が組み合わされています。薬効が穏やかで西洋薬より副作用が少ないと思われていますが、薬である限り、どのような薬にも必ず薬効があると同時に副作用があります。

「甘草《かんぞう》」は甘い薬草で、摂りすぎるとむくみ、血液中のカリウムが低くなるなどの症状が出る場合があります。そのほか、「地黄《じおう》」、「当帰《とうき》」、「川芎《せんきゅう》」には胃腸障害、「麻黄《まおう》」には動悸、「桂枝《けいし》」や「蘇葉《そよう》」などには過敏症などの副作用が出る場合があります。

現在、日本では、医療用漢方エキス製剤として約150種類の処方が保険適用されてい

※1 十味敗毒湯は、日本では皮膚疾患に用い、中国では解毒に用います。

ます。専門の漢方医外来のクリニックあるいは病院で、漢方エキス剤の品目が相対的に多く、保険が適用されます。薬局、ドラッグストアなどで売っている一般用漢方製剤（ＯＴＣ医薬品）は保険適用されません。

「清肺排毒湯《せいはいはいどくとう》」は、新型コロナウイルス感染症のために処方した漢方薬です。中国国家衛生健康委員会によると、コロナウイルスが発症した患者に投与し、実に90％以上の治癒率だそうです。武漢のコロナが収束に向かったのも、漢方薬による処方が効いたといわれています。

コロナや風邪の初期症状に知っておきたい漢方薬

「何となく調子が悪いな」「風邪っぽいな」と感じたら、免疫力が下がってウイルスが体内に侵入した可能性があります。症状に合わせて、次の漢方薬を飲むことをお勧めします。

◎熱っぽい感じがするときに

「十味敗毒湯《じゅうみはいどくとう》」と「荊芥連翹湯《けいがいれんぎょうとう》」

◎ゾクゾクと寒気がある

「十味敗毒湯」と「人参湯《にんじんとう》」

◎汗をかく

「桂枝湯《けいしとう》」

十味敗毒湯　化膿性皮膚疾患・急性皮膚疾患の初期、じんましん、急性湿疹、水虫

荊芥連翹湯　蓄膿症、慢性鼻炎、慢性扁桃炎、にきび

人参湯　心肺、消化器の温裏剤

桂枝湯　体力が衰えたときの風邪の初期

経絡とツボを刺激して免疫力を高める

私たちの体は、ウイルスなどの侵入を防ぐ力を持っています。これを「免疫力」、中医学では「衛気《えき》」と呼んでいます。ツボを刺激することで血液循環・新陳代謝を促し免疫力を高めます。ここでは、ちょっとした空き時間に簡単にできる手と足のツボを選びました。家事や仕事の合間に優しくツボ押しをしてください。

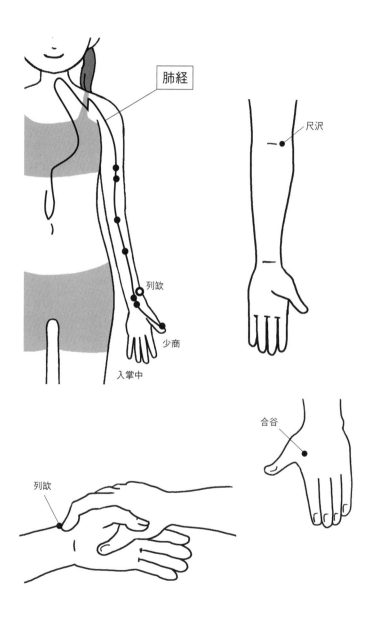

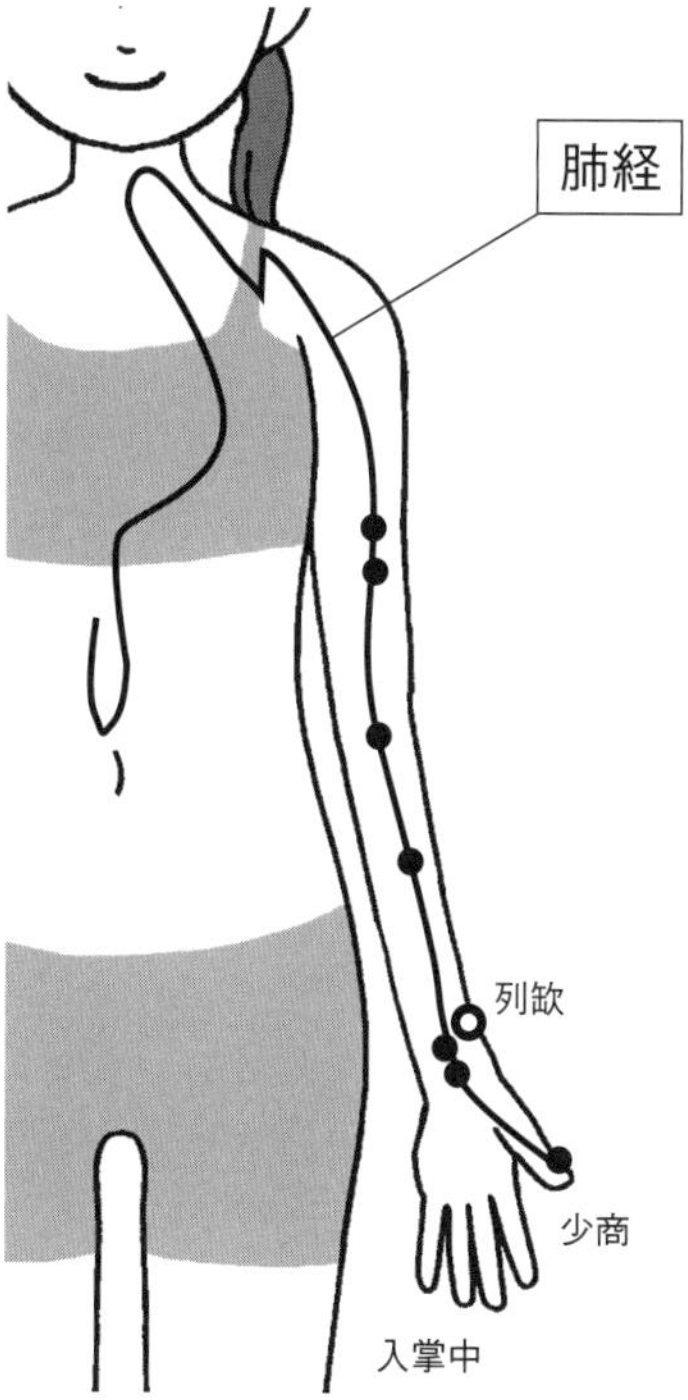
肺経
列缺
少商
入掌中

尺沢

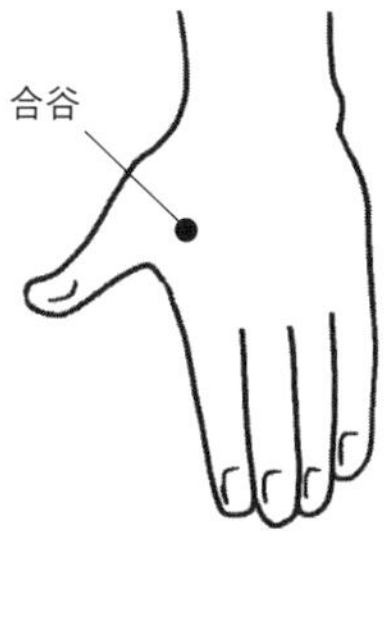
合谷

列缺

経絡《けいらく》上のツボは、人体内部と外部の接点（反応点）で、疾病の診断点であると同時に治療点でもあります。このツボを刺激することで、内臓、体表、四肢のバランスを調和することができます。

「肺経《はいけい》＝肺の経絡」は、鎖骨《さこつ》の下、大胸筋の上部あたりから始まり、上肢の前面を下り、肘窩《ちゅうか》のほぼ中央を通過して、手のひらの母子球《ぼしきゅう》を通って親指へと走っています。この肺の経絡を胸から順に心地よい程度の強さで軽く叩いたり、擦《さす》ったり、揉んだりすることで、肺の経絡の通りをよくします。

合谷《ごうこく》　免疫力をアップさせる重要なツボです。肺経と密接な関係で、「寒熱」のいずれにも抑制作用があり「気」を高め、「外邪《がいじゃ》＝病気の原因」を跳ね返す効果が期待できます。

列缺《れっけつ》　手の太陰肺経《たいいんはいけい》の経穴《けいけつ》（ツボ）で、血管やリンパ管などと密接な関係にあります。脾《ひ》胃《い》とつながり、咳止めの効果があります。肺の経絡と大腸の経絡は表裏の関係にあるため、このツボを刺激することで、表裏ともに調整することになり、「正気」を補助し「外邪」を追い払って、痰《たん》を取り除く効果も得られます。

尺沢《しゃくたく》　手の太陰肺経の中の「合水穴《ごうすいけつ》」と呼ばれるツボです。このツボを刺激することで腎を補い、水分代謝とバランスを調整し、痰を除き、咳を鎮める効果があります。深い呼吸のことを「丹田まで吸う（丹田の気は腎気に相当）」といいますが、腎には「気」を収める働きもあり、肺経上にある腎に関するツボを通じて各臓腑の間の機能を整えることができます。

コロナストレスを緩和するツボ

新型コロナウイルス感染症を押さえ込むためには、人と人が接触しないことですが、自由な生活を制限されることで、人はストレスを抱えます。中医学では、病に至る原因の一つに、大きな感情（怒・喜・思・憂・悲・恐・驚）の変化による精神的ストレスを挙げています。コロナ禍による社会不安は心を蝕み、それが続くと、やがて五臓、特に「心」「肝」「脾」が変調し、病気を誘発しかねません。免疫力アップは体ばかりではなく心の健康にも有効ですから、ここに紹介するコロナストレスや「コロナウツ」を緩和するツボを押して、少しでも気持ちを前向きに持っていただきたいと思います。

◎イライラが止まらないとき

怒りや思いどおりにならないイライラ気分は、主に「肝」の働きに影響します。お酒だけでなく、筋肉疲労や油ものの摂りすぎでも「肝」に負担がかかります。響く場所を探してじっくり押してみてください。肝臓のあたり（右肋骨《ろっこつ》の下）がスーッとしてイライラが落ち着きます。

太衝《たいしょう》

足の親指と人差し指の根元の骨が交わるあたり

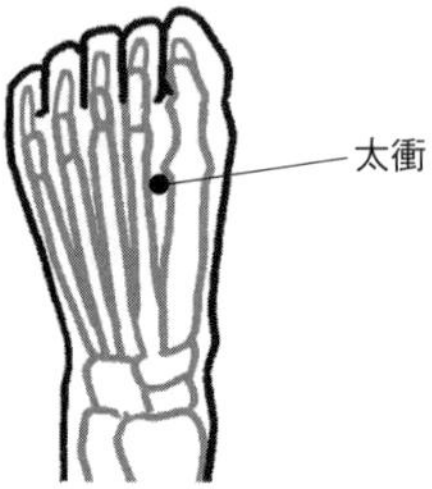

照海《しょうかい》

内くるぶしの下のくぼみ

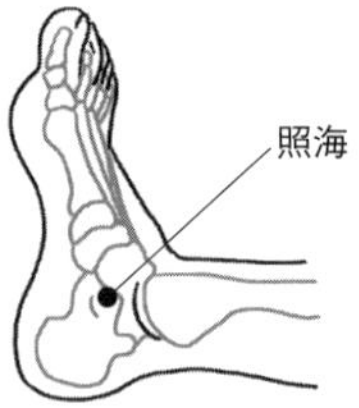

合谷《ごうこく》

親指と人差し指の根元の骨が交わるあたり

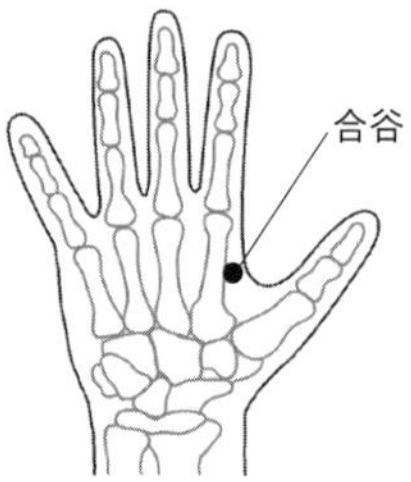

◎イケイケで眠れないようなときに

どこまででも進んでいけそうな気分、自分が何でもできそうな気分、遠足の前夜のように興奮して眠れないようなときは、主に心の働きに関係しています。ここで紹介するツボは「心」の働きを助け、バランスをとり、全身の血の巡りを促します。

大陵《だいりょう》

手首のシワの中央

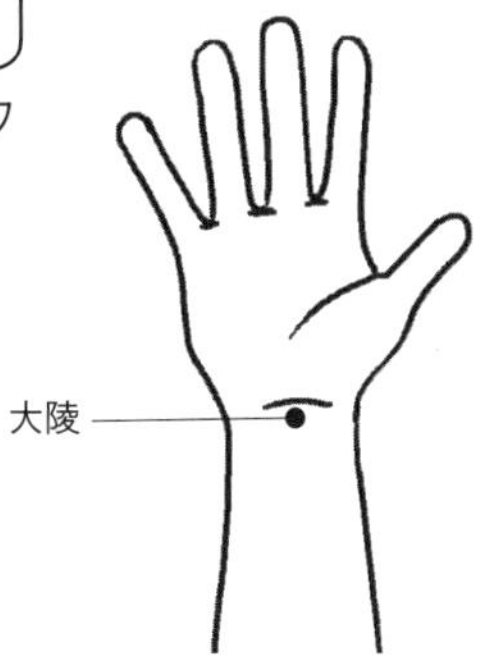

外関《がいかん》

手首関節の背面中央から指３本分肘側

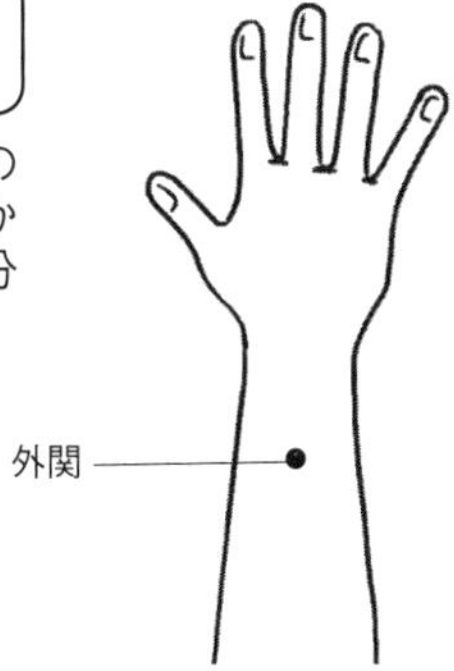

行間《こうかん》

親指と人差し指の間の親指寄り

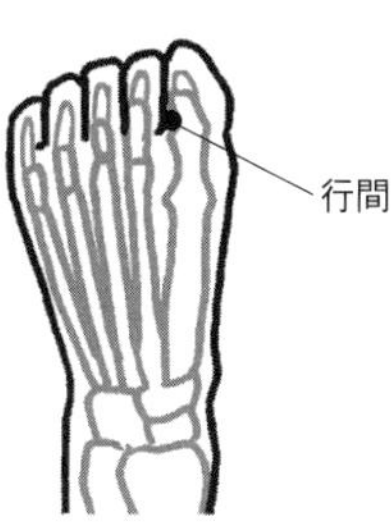

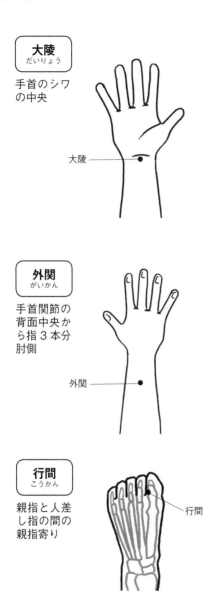

◎こまごま気になって仕方がないときに

いろいろなことがこまごまと気になって仕方がないのは、「脾」の働きが影響しています。脾は胃とともに消化吸収をつかさどります。胃が食べ物を吸収しやすくするように、脾の働きを助けることで、生活の中で現れるストレスを心が受け流しやすくするサポートをします。

公孫《こうそん》

足の親指の付け根、土踏まずのアーチ前方

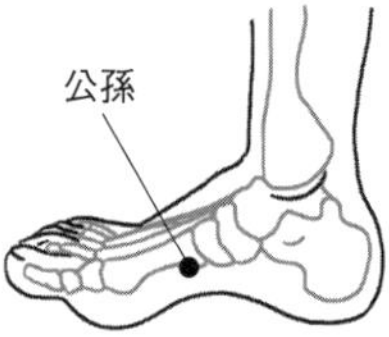

豊隆《ほうりゅう》

膝とくるぶしの中間、筋肉が盛り上がるあたり

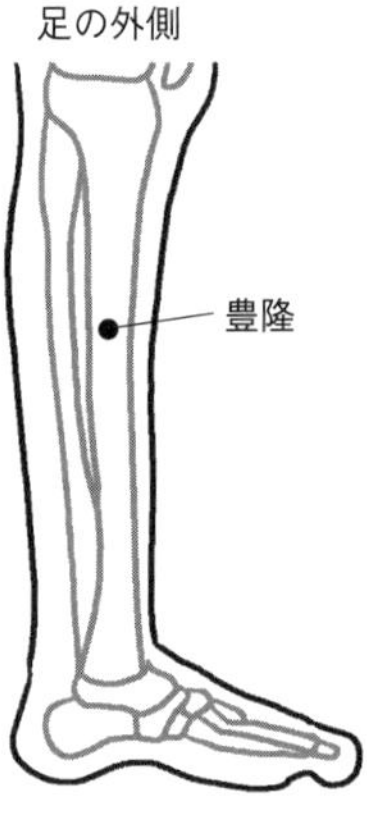

内関《ないかん》

手のひら側の手首の中央のシワから指３本分肘寄り

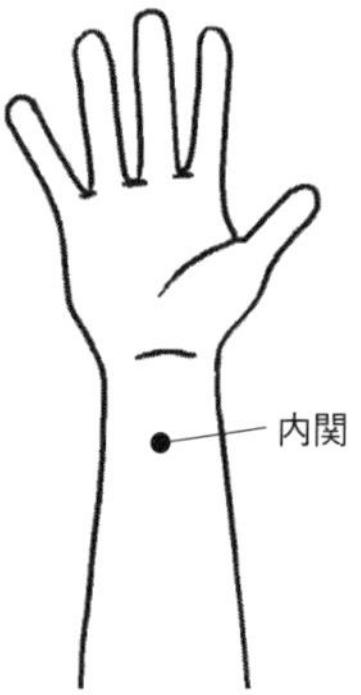

◎くよくよ考え続けてしまうときに

「肺」は憂《うれ》い、悲しみなどの感情とつながっています。呼吸をつかさどる肺の働きは生きることそのもの。肺の働きを助けることで、いつまでも悲しみにくれたり、思い悩んだりすることが少なくなります。

太淵
たいえん

手首の掌の親指側の膨らみの下のくぼみ

通里
つうり

手首の横ジワから約3センチ肘寄り

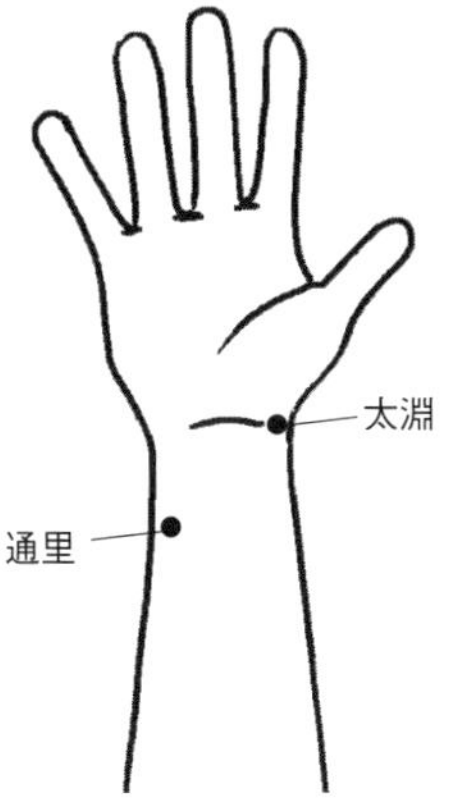

足三里
あしさんり

膝下の外側のくぼみの下指4本分

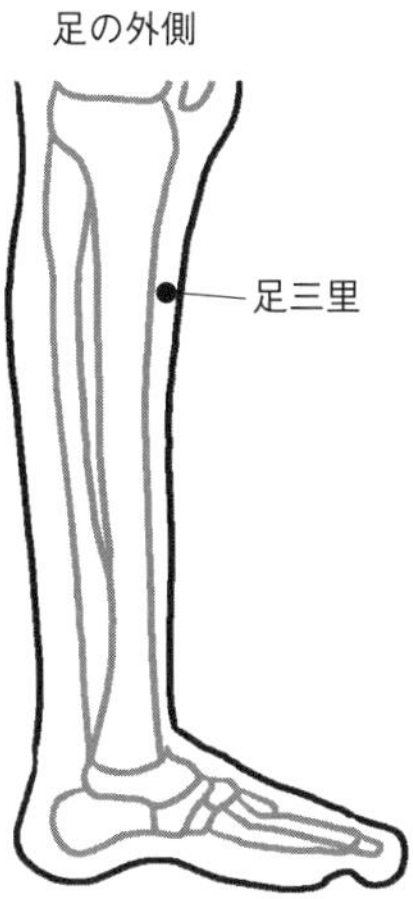

◎ダメダメな気分で動けないときに

「腎」は恐れ、心配をつかさどります。腎の働きが弱まってくると行動や気持ちにブレーキがかかり、朝起きるのがおっくうになったり、すぐにマイナスのことを考えてしまいがちに。腎の働きをサポートすることで、そうした気持ちが少し楽になります。

三陰交《さんいんこう》

内くるぶしの中心から指4本分上がった骨の脇

太谿《たいけい》

くるぶしの内側のくぼんでいて脈を感じるところ

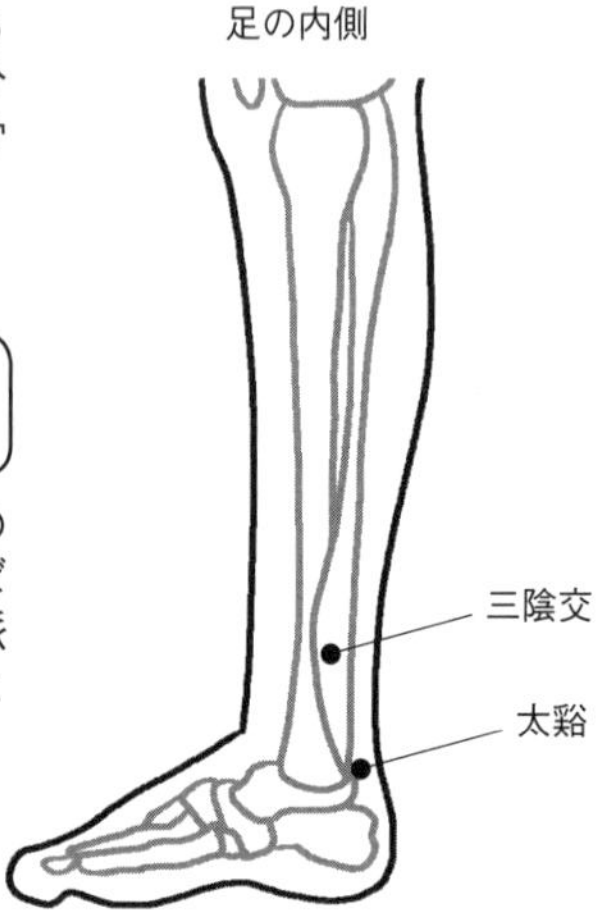

神門《しんもん》

手首の横ジワの上

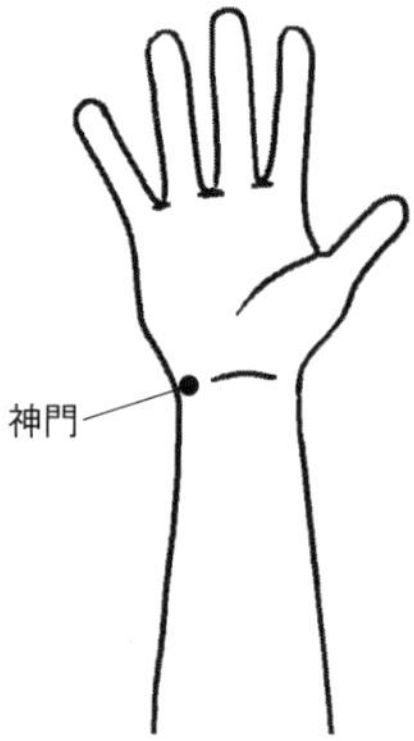

発声して体の調子を整える「六字訣」

「六字訣《ろくじけつ》」は中国の四大功法の一つです。「肝・心・脾・肺・腎・三焦《さんしょう》」それぞれに響く六字の音、六つの動作で臓腑を健康にします。

呼吸によって声帯を振動させ、そこから生み出された音が声道を共鳴し、声となります。この呼吸と発声を利用して、「肝・心・脾・肺・腎・三焦」六つの臓腑の機能を強化し、「気・血・水」の流れを活性化します。

使うのは、唇、歯、のど、舌の異なる形を利用した、「嘘・呵・呼・呬・吹・嘻」の六つの異なる発音です。

◎基本の動作

発声するときは、まず全身をリラックスさせます。

①足のつま先で軽く地面を押さえ、背筋を伸ばした状態で両手を垂らします。垂らした両手で丹田を持ち上げるように、下腹部からゆっくり脇腹まで擦《さす》り上げます。

②脇腹の下で手のひらを上に向け、両小指の指先を触れ合わせ、そのまま両手の手のひ

らを外側に返して手の甲を体の正面で合わせます。

③手の甲を合わせたまま両肘《ひじ》は脇腹から肋骨側面を擦り上げます。できる限り、手の甲と肘を離さないようにしながら上に上げ、両肘が肩の位置まできたら、

④両腕を鳥が翼を広げるように上空へ向けて広げます。手首を返し、手のひらをさらに天に向け、両目は太陽を捉え、呼気に合わせてさらに目を大きく見開きます。

⑤天に向けて気持ちを解放したら腕をゆっくり下ろし、両肘、両手の甲を合わせ、体の前面から脇腹に下ろし体の側面に収めます。

これを発声しながら行います。各文字をそれぞれ6回発声してから、ゆっくりと呼吸を整えます。この動作は座ったまま行ってもかまいません。手の甲や肘をつけたり、その腕を上げる動作は無理をせず、できる範囲で行ってください。

六字訣のポーズ

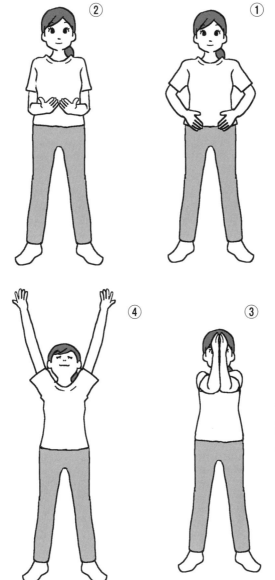

手の平は外側に向けるのが理想的な形ですが、無理な場合は手の平を合わせる形で行ってもかまいません。

◎六字の単語の発声方法と効能。

第1「嘘（xū／シィー）」

「嘘」の発声は「肝」の気を落ち着かせます。

発声の口の形は、唇を軽く閉じ、上下の歯にはわずかな隙間をつくります。口角は水平方向に引きます。舌先を少し縮めながら、舌全体を口腔内の少し前方に出します。

「嘘」の発声の気は、目の病気、肝肥大、食欲不振、ドライアイ、めまいなど、肝経に効きます。

第2「呵（hē／ハー）」

「呵」の発声は、生命エネルギーを補充します。

発声の口の形は、唇を半分開き、舌先は下の歯に付け、舌の表面は下に押し広げます。

「呵」の発声の気は、動悸、狭心症、不眠症、健忘症、寝汗、舌のびらんなど、心経に効きます。

第3「呼（hū／フー）」

「呼」の発声は「脾」の気を養います。

発声の口の形は、唇をすぼめて管のようにし、舌先はわずかに上向きに反らせ前方に伸ばします。

「呼」の発声の気は、腹部の膨張、下痢、手足の疲労、食欲不振、筋肉萎縮、皮膚浮腫など、脾経に効きます。

第4「呬（sī／スー）」

「呬」の発声は「肺」の気を補充します。

発声の口の形は、唇を開き、歯を軽く噛み合せます。舌先は下の歯の後ろです。

「呬」の発声の気は、初期の風邪、咳《せき》、背中の痛みや冷え、息切れ（弱い呼吸）、頻尿、唾液の分泌を促すなど肺経に効きます。

第5「吹（chuī／チュイ）」

「吹」の発声は「腎」の気を補います。

発声の口の形は、口をすぼめて、唇に力を入れて発声します。

「吹」の発声の気は、腰や膝の痛み、寝汗や夜尿、インポテンツ、早漏、子宮虚寒など、腎経に効きます。

第6「嘻（xī／シー）」

「嘻」の発声は「三焦」の気を補います。

発声の口の形は、唇を少し後ろに開いて、舌はわずかに縮めます。

「嘻」の発声の気は、めまい、耳鳴り、のどの痛み、胸部と腹部の膨満感、排尿障害など三焦経経に効きます。

以上の各発声を毎日6回ずつ（朝3回、夕方3回）行います。続けることで、次第に効果が現れてきます。

この「六字訣」は世代を超えて受け継がれ、多くのバリエーションがあります。

中国国家体育総局は２００３年に「六字訣」を再編し、「健身气功」として全国展開を推進し、発声標準を「xū（シィー）_hē（ハー）_hū（フー）_sī（スー）_chuī（チュイ）_xī（シー）」と定めています。

第7章 自分でツボ押しして不調を治す

鍼を打つように自分でツボを刺激する

鍼は、打つ部分によって血流をよくしたり、炎症を抑えたりすることができます。また、脳を刺激することで、内因性モルヒネによく似た物質を分泌して痛みを取る効果もあるのです。

中医学には、「頸（首）・頭には列欠《れっけつ》、顔・口には合谷《ごうこく》、お腹には足三里《あしさんり》、肩・背中には委中《いちゅう》」という言葉があります。これら四つのツボを「四総穴」と呼びます。鍼灸師がよく使うツボです。

ベテランの鍼灸師なら、ひと目見るだけでツボの位置がパッとわかりますが、一般的には「押すとじんわり気持ちのいいところ」、または「痛いけれど気持ちのいいところ」「筋肉や筋がほぐれるような感じがするところ」を探してみましょう。

あまり難しく考えず、ツボを適度に指で揉むと、その部分の「気」と「血」の流れがよくなり、だるさやつらさ、痛みなどが軽減します。

私はツボに鍼を打ちますが、一般の方は絶対に鍼を使わないでください。例えば、鍼の代用として、身近なものでは、ボールペンや楊枝（頭の部分）、自分の爪などは、ピンポイントでツボを刺激できますし、また、ツボに米粒や小さな豆などをテープで貼り付けて揉むことで刺激にもなります。最近は、様々なツボ押しグッズが売り出されているようですので、自分で試してみて気持ちよく感じるものがいいでしょう。もちろん物を使わず、ツボで指を押すだけ、あるいはマッサージするだけでもＯＫです。

この章で紹介するツボの図は、体の片側だけですが、ほとんどのツボは体の左右対称にあります。ですから、両方のツボを刺激するようにしてください。

ツボは、押すだけでなく、擦《さす》ったり、温めたりするのもいい場合があります。注意点としては、傷や炎症があるところは避けること。強すぎたり、長くやりすぎるのもよくありません。

同じ場所を１回３秒で、５〜７回を１セットで刺激しましょう。息を吐くときに力を入れて、吸うときに緩《ゆる》めてください。

治療を受けながら、その上でツボを刺激すれば、効果は倍増すると思います。また、痛みなどの応急処置、普段の疲労回復や体調改善にも役立ちます。

疾患が少しでも改善でき、体調が整えられれば、快適な生活が送れるはず。そのためにも、これからご紹介する疾患にご自分が当てはまるものがあったら、ぜひ試してみてください。

ツボの位置

・経絡に沿ったツボの全身図を参照する
・押すとじんわりとして気持ちのいいところ
・少し痛いけれど気持ちのいいところ
・筋肉や筋がほぐれる感じがするところ

ツボ押しのポイント

・1回につき3秒が目安
・押すのは1カ所につき5～7回
・息を吐くときに力を入れて、吸うときに力を緩める
・擦《さす》ったり、温めたりするのもいい

ツボ押しのNGポイント

・強く押したり、長くやりすぎるのはダメ
・傷や炎症があるところは避ける

不調を治す 1

眼精疲労、白目の充血

原因
目の使いすぎ、職業病（パソコンなど目を酷使する職業）、更年期、心身症、ドライアイ

よく効くツボ
攢竹《さんちく》、風池《ふうち》（21番を参照）、太陽《たいよう》、外関《がいかん》

ワンポイント
メガネやコンタクトレンズを日常的に使用している人は、定期的に目の検査を受けましょう。パソコンやスマホの画面を長時間見続けるのは、目に大きな負担です。適度に目を休ませてください。ここに挙げたツボは、緑内障や白内障の予防にも効きます。

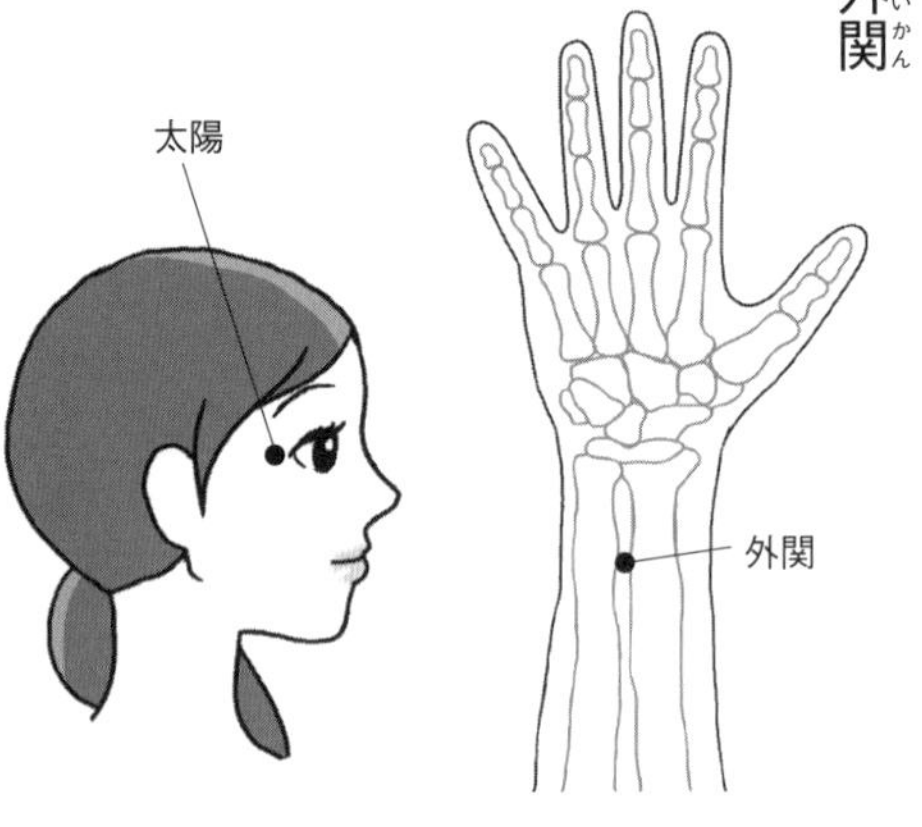

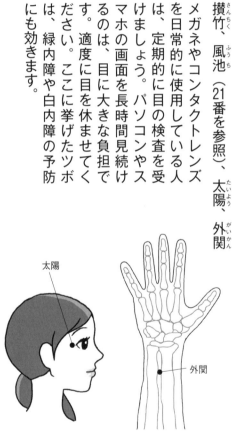

不調を治す 2

肩こり

原因

よく疲労やストレスといわれますが、はっきりとした原因は不明。内臓の不調によることもあり、心疾患があるなら左の肩がこり、肝臓、胆のうが弱いなら右肩がこりやすい。

よく効くツボ

背中の痛みを伴うこりは、養老《ようろう》、後谿《こうけい》。普通のこりは、合谷《ごうこく》、列缺《れっけつ》、中渚《ちゅうしょ》、外関《がいかん》

ワンポイント

ツボを刺激したり、ストレッチをしても、一向にこりや痛みが改善されない場合は、内臓トラブルの疑いがあります。すぐに病院で受診してください。

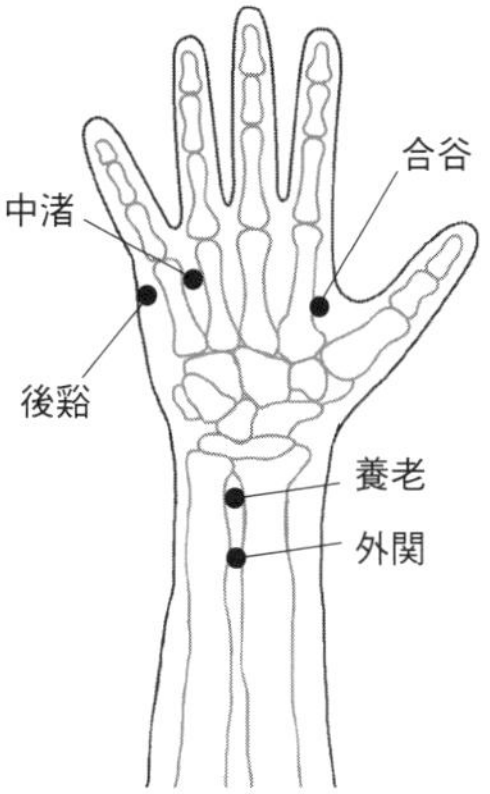

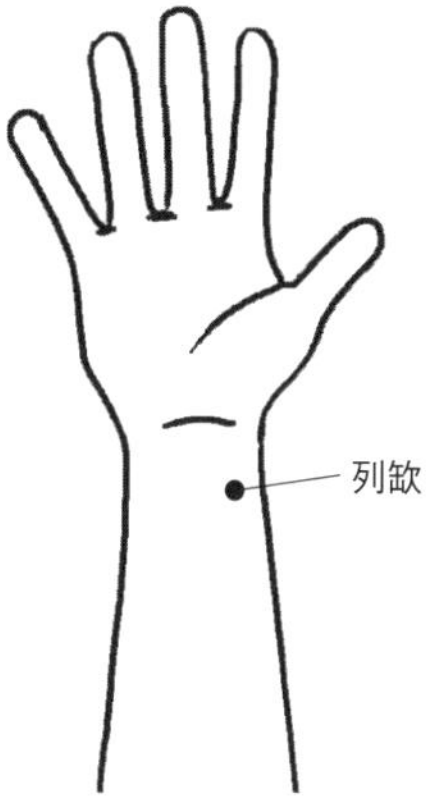

不調を治す

3

首の痛み

原因　肩こり、頸椎症、寝違え、長期的な疲労など

よく効くツボ　陽陵泉《ようりょうせん》、絶骨《ぜっこつ》

ワンポイント　肩こりからくることが多いので、前ページの肩こりのツボと併用すると効果的です。首を痛めると生活の質（QOL）が極端に低下しますので、日頃から気をつけてください。首の後ろから肩、背中まで広がる僧帽筋を鍛えるのも効果があります。

足の外側

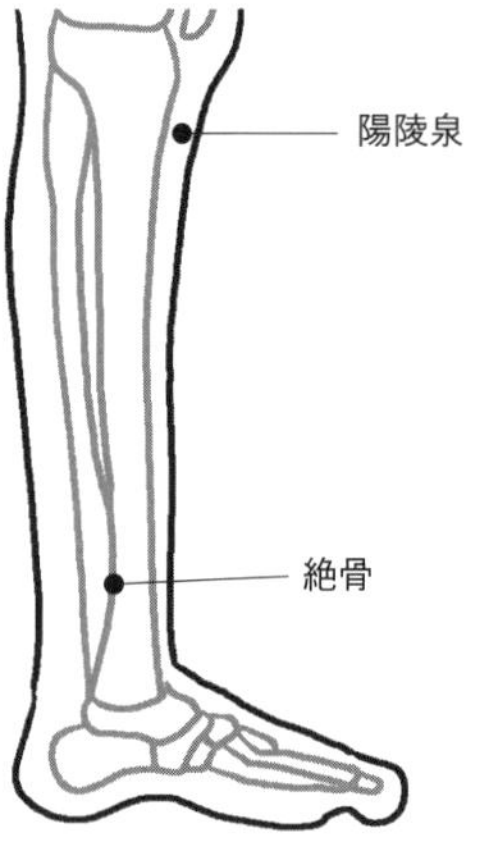

不調を治す 4

テニス肘《ひじ》

原因
テニスやゴルフなどのスポーツ、過重量のバーベルトレーニング、職業病（長期にわたって肘を使う職業）

よく効くツボ
曲池《きょくち》、（患部と反対側の対称部位）

ワンポイント
痛い部位を揉むと悪化することがあるので、反対側の肘の同じ部位を揉むのがコツです（このやり方を「巨刺《こし》」といいます）。

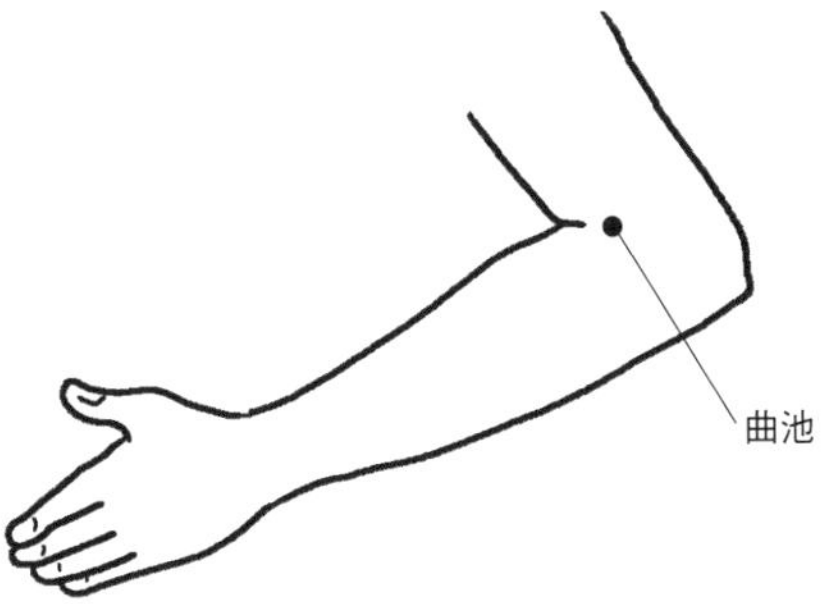

不調を治す

5 五十肩

原因　冷え、過労

よく効くツボ　合谷《ごうこく》、陽陵泉《ようりょうせん》、条口《じょうこう》

ワンポイント　「急に痛み出す」「徐々に痛み出す」「痛み始めると関節が硬直する」など、様々なケースがあります。硬直した関節をそのまま放置すると、治るまでに時間がかかります。痛み始めたらすぐ治療するのがコツです。

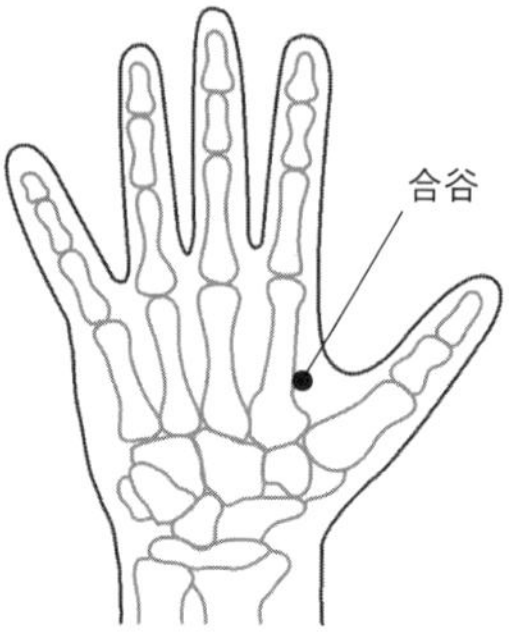

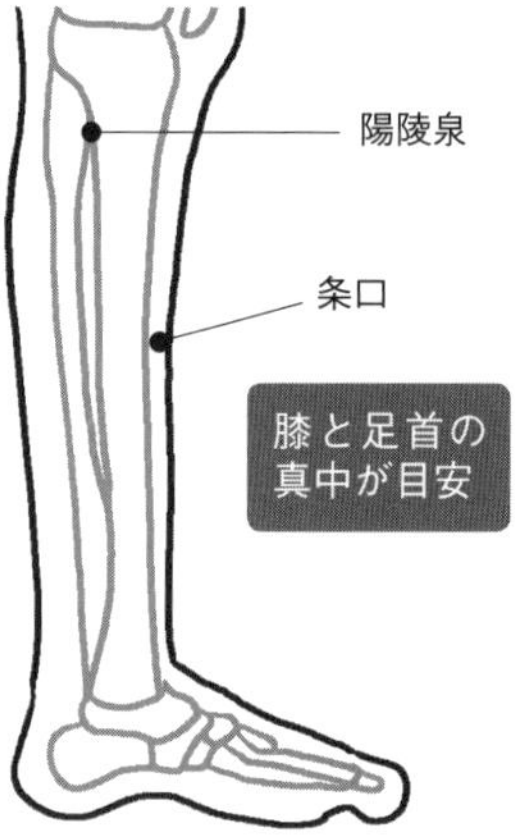

不調を治す

6 腰痛

原因
疲労、ストレス、ゴルフやハードなスポーツ

よく効くツボ
ぎっくり腰→後谿《こうけい》、養老《ようろう》　ヘルニア→中渚《ちゅうしょ》、大椎《だいつい》
変形性腰椎関節症→陽陵泉《ようりょうせん》（7番を参照）、絶骨《ぜっこつ》（3番を参照）
すべり症→風市《ふうし》（24番を参照）、絶骨《ぜっこつ》

ワンポイント
ほとんどの人は腰痛持ちです。最近の医学的な知見から、腰痛は安静より、動かして改善することが推奨されています。ウォーキングや体操、ストレッチなど、自分に合った運動を日常生活に取り入れ、腰痛を予防してください。特にデスクワークの人は、気分転換を取り入れながらのウォーキングがお勧めです。

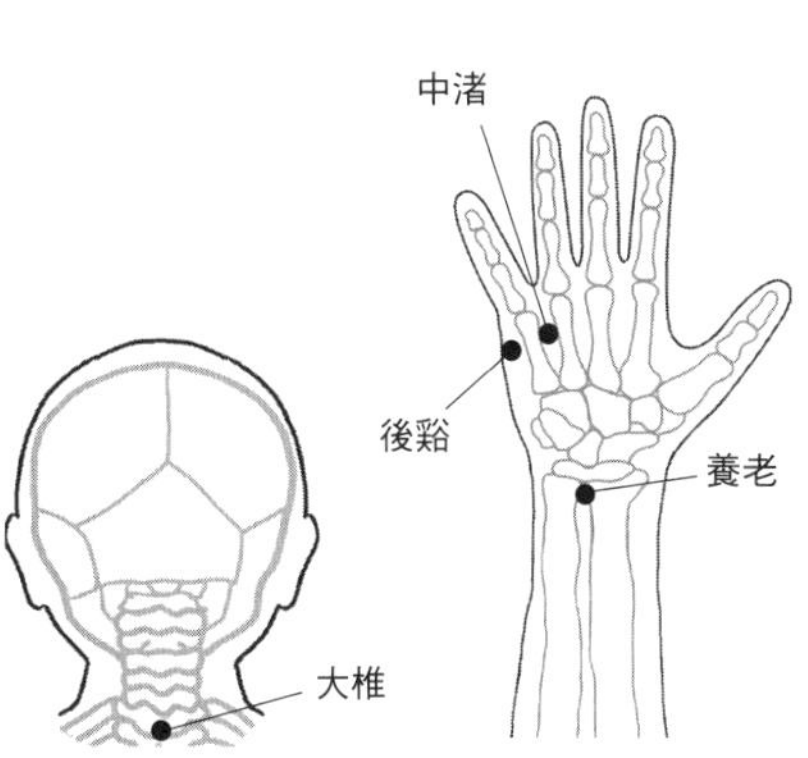

不調を治す

7

膝《ひざ》の痛み

原因　加齢、スポーツ、疲労など

よく効くツボ　陰陵泉《いんようせん》、陽陵泉《ようりょうせん》、三陰交《さんいんこう》

ワンポイント　中年以降の女性に多いトラブルです。椅子に腰掛け、膝をゆっくり伸ばすなどのトレーニングで、膝を支える筋肉を強化しましょう。

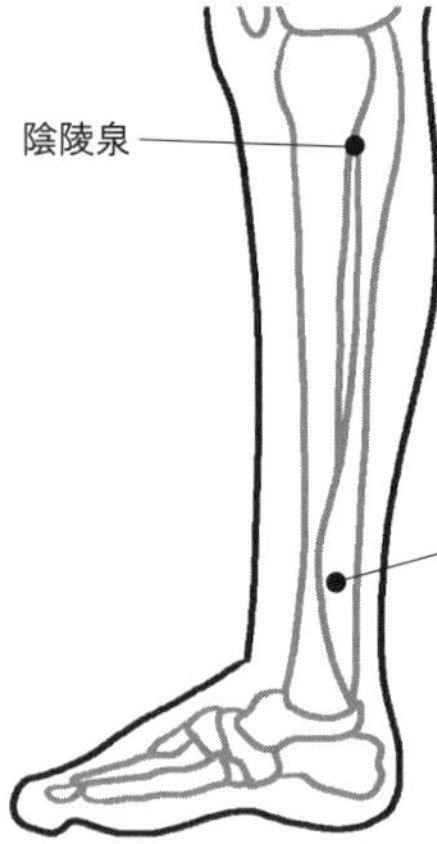

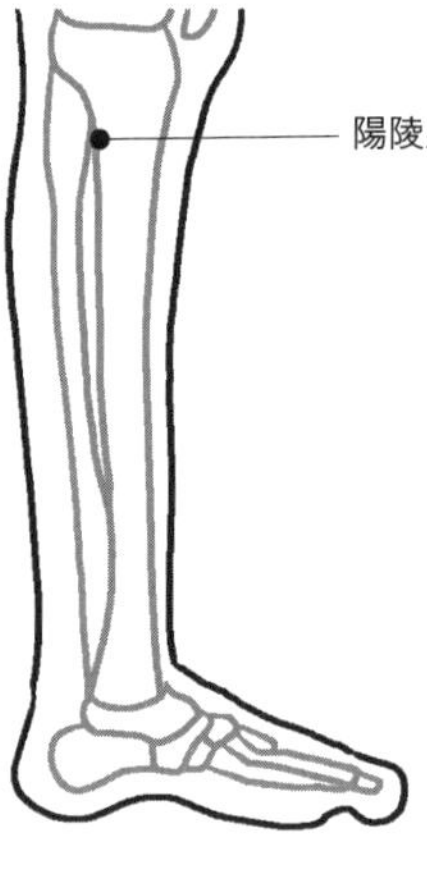

不調を治す 8

手首の痛み

原因
使いすぎ（重い荷物を持つ、スポーツで酷使するなど）

よく効くツボ
列欠《れっけつ》、合谷《ごうこく》

ワンポイント
列欠は鍼灸師がよく使う、痛みに効くツボです。手首を痛めるのは、関節の可動域が無理やり広げられたり、相当の負荷がかかった場合です。しっかり保護して治しましょう。

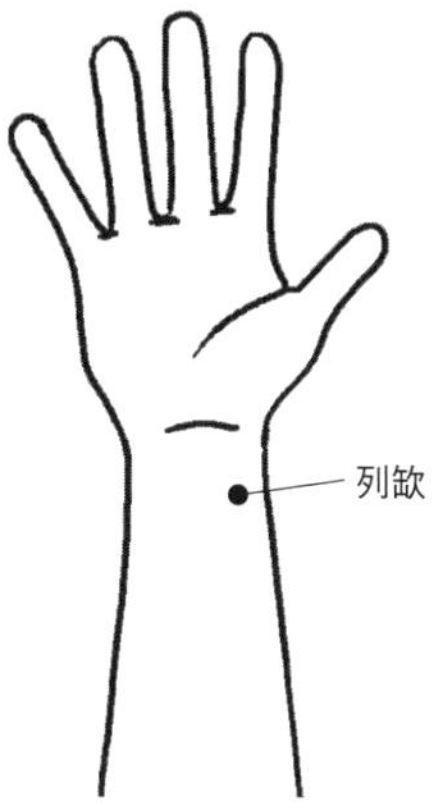

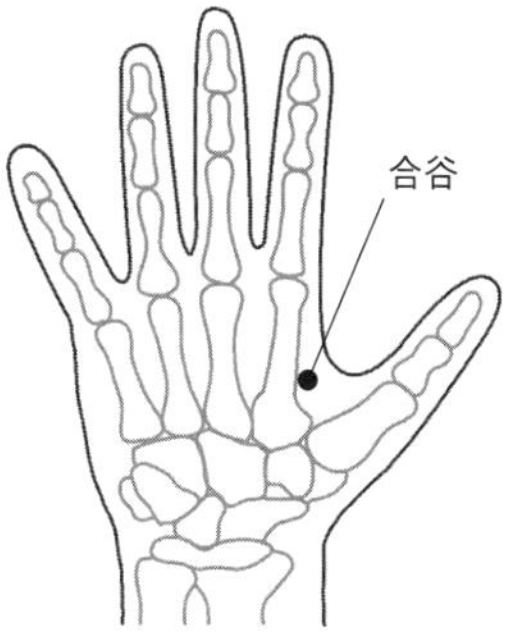

不調を治す 9

手の震《ふる》え

原因

不安神経症、疲労、職業病（同じ筋肉を使い続ける、絶えず振動を受け続ける職業）

よく効くツボ

聴宮《ちょうきゅう》、養老《ようろう》

ワンポイント

聴宮と養老の組み合わせは、私が編み出した特効ツボです。この二つのツボを同時に刺激すると、手の震えが軽減します。

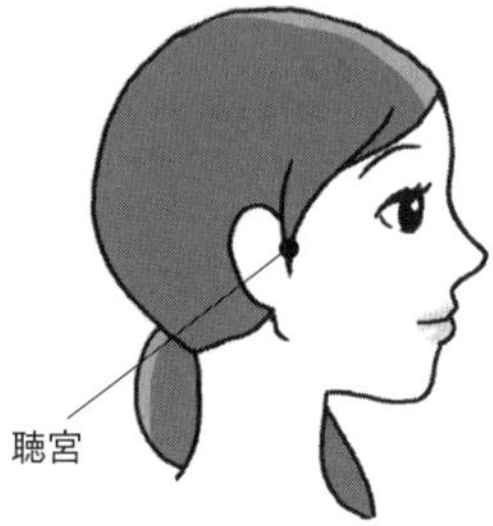

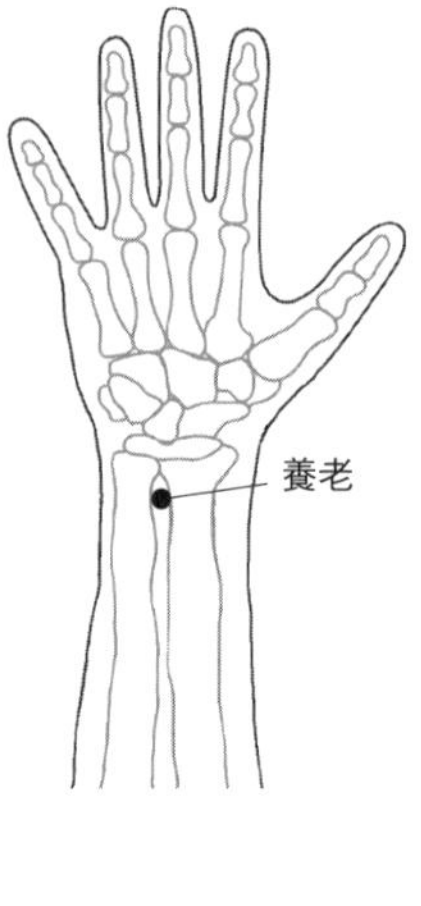

不調を治す 10

かかとの痛み

原因　加齢、負荷がかかる過激な運動（ジョギング、マラソン、テニスなど）、職業病（運搬業など）

よく効くツボ　太谿《たいけい》、崑崙《こんろん》、痛むところにお灸

ワンポイント　40代以降に多く見られるトラブルです。足にフィットする靴を履き、衝撃吸収効果の高いインソールやサポーターを使用しましょう。

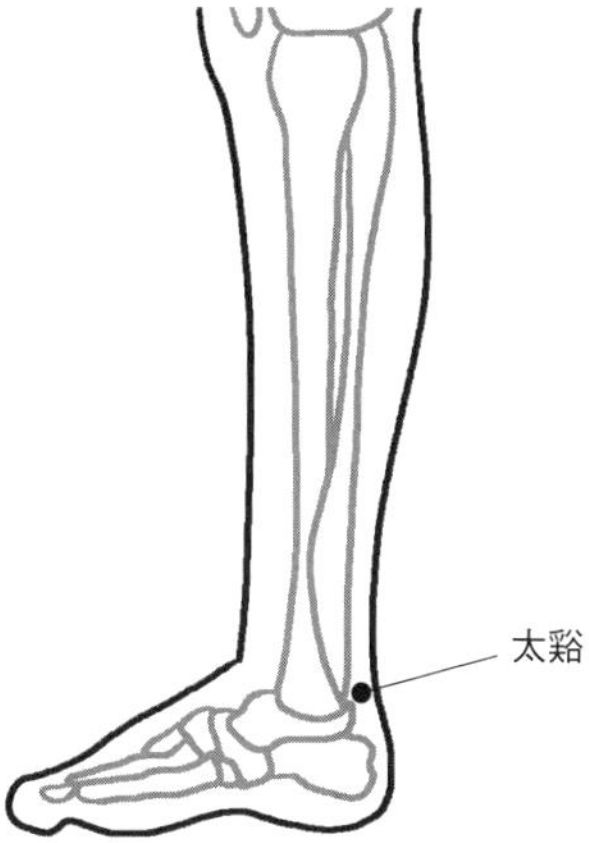

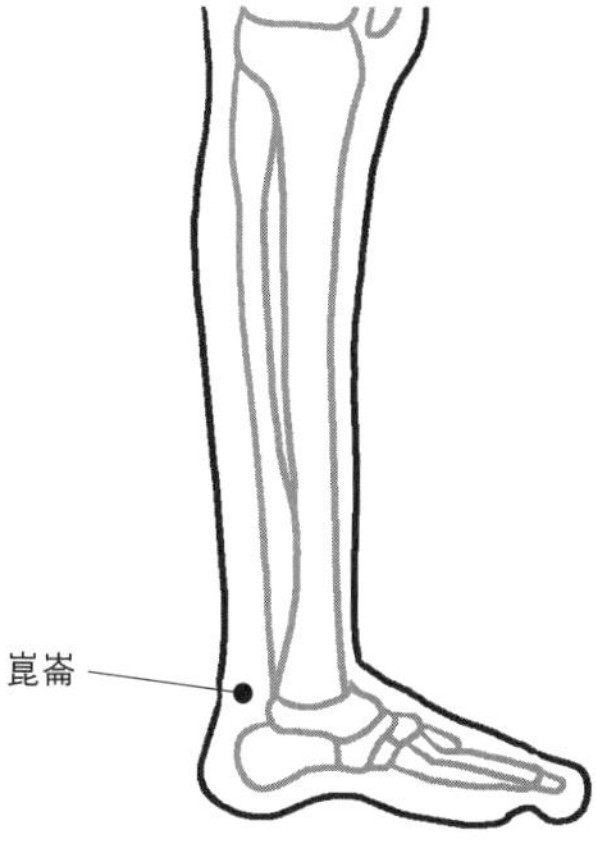

不調を治す

11 捻《ねん》挫《ざ》と打《だ》撲《ぼく》

原因

不安定な足元や落差による足首の捻《ひね》り、硬いものとの不用意な体の接触、激しいコンタクトスポーツなど

よく効くツボ

三陰交《さんいんこう》、陽陵泉《ようりょうせん》、（患部と反対側の対称部位）

ワンポイント

捻挫や打撲の直後は関節を冷湿布し、患部に負担をかけないように安静を保ちます。患部を心臓より高い位置に上げておくと、腫《は》れや内出血を予防できます。

足の内側

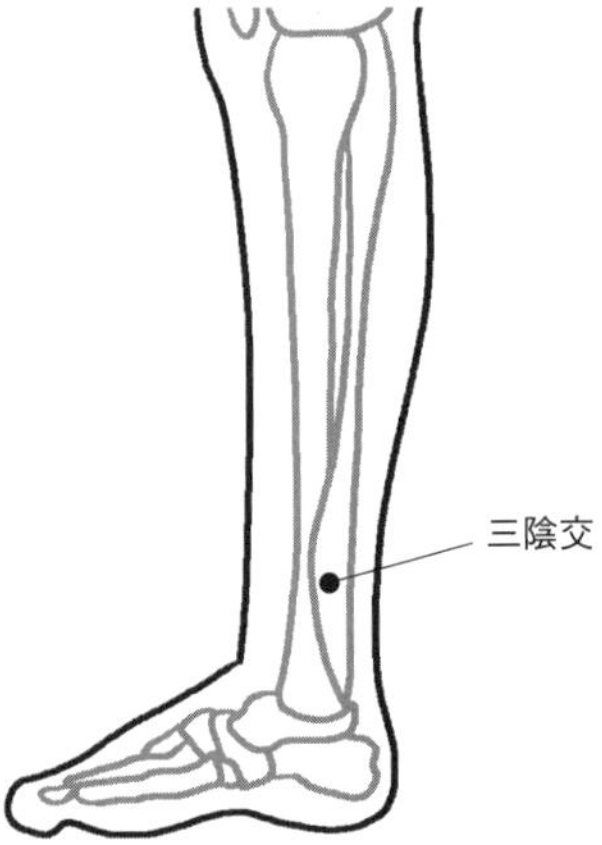

足の外側

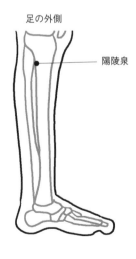

不調を治す 12

めまい

原因　多種多様

よく効くツボ　風池《ふうち》（21番を参照）、豊隆《ほうりゅう》、内関《ないかん》

ワンポイント　ひとくちにめまいといっても、その原因はいろいろです。自律神経失調症や血圧の異常、メニエール病、内耳炎、心因性のものなど、多種にわたります。めまいが頻繁に起き、その症状が激しい場合は自己判断せず、病院で診察を受けましょう。

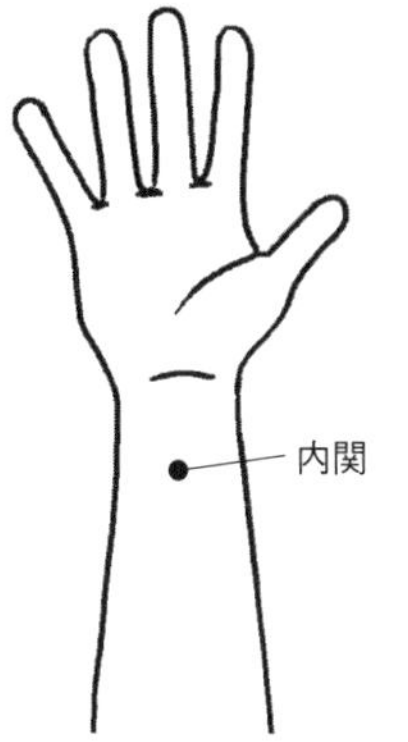

手首から指三本分、肘寄りが目安。

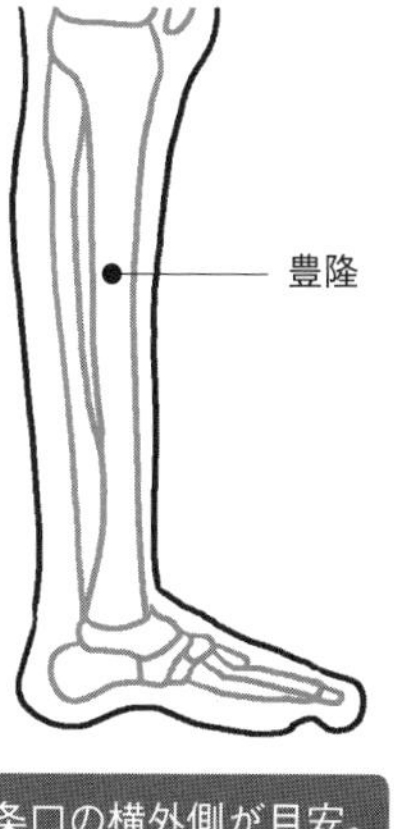

条口の横外側が目安。

不眠

原因
過労、ストレス、高血圧、脳の外傷、ウツ病、神経症など

よく効くツボ
神門《しんもん》、大陵《たいりょう》

ワンポイント
朝早くに目が覚めてしまう中年以降の人は血圧のチェックをしてください。睡眠剤に頼るより、日中よく運動して体を適度に疲れさせる、早寝早起きを心がける、ストレスを抱え込まないなどの対策が必要です。「寝なくてはならない」と自分を追い詰めるより、「眠れないなら、起きて好きなことをしよう」「寝なくても死なない」と居直ることも大切です。

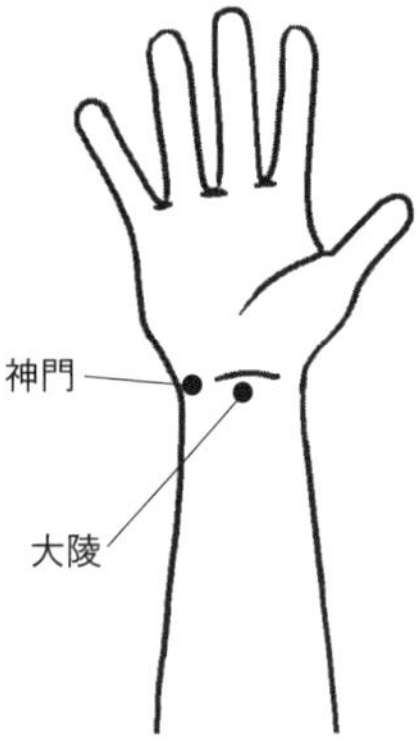

不調を治す

14 腹痛

原因

腹膜臓器の疾患とその手術後、肺炎、心筋梗塞、心因性神経症

よく効くツボ

中脘《ちゅうかん》、内関《ないかん》、足三里《あしさんり》

ワンポイント

軽い腹痛は安静にして様子をみます。痛みが激しく、発熱や下痢、嘔吐などを伴うときはすぐに病院へ。

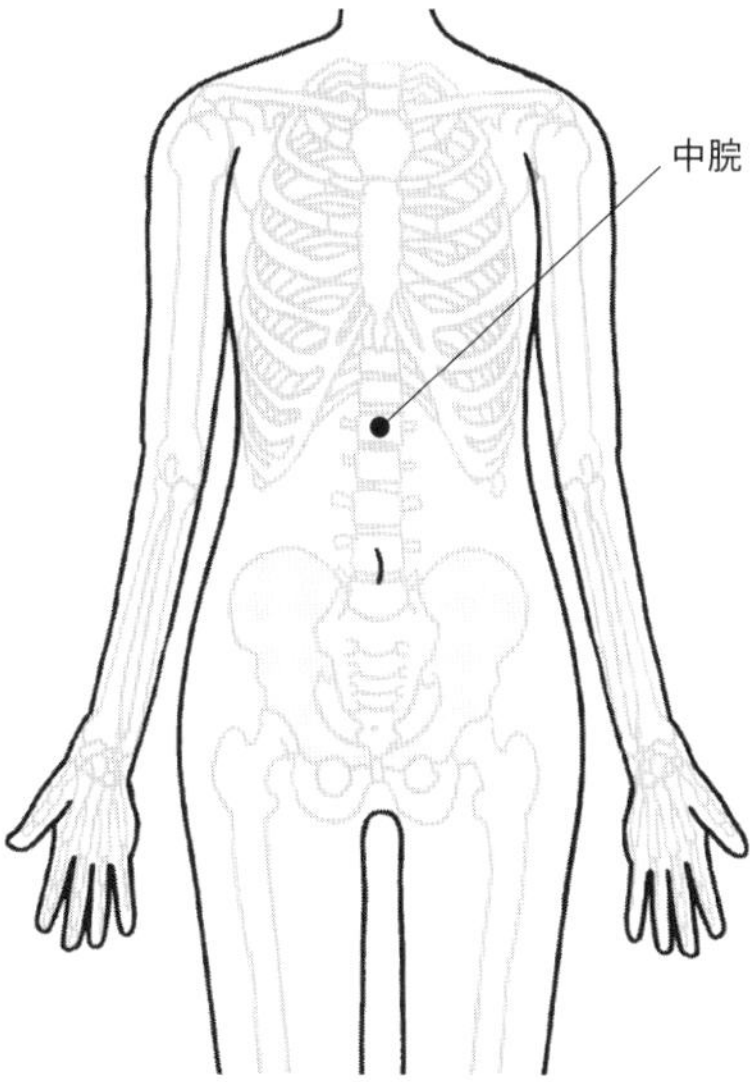

へその上、指6本分を目安

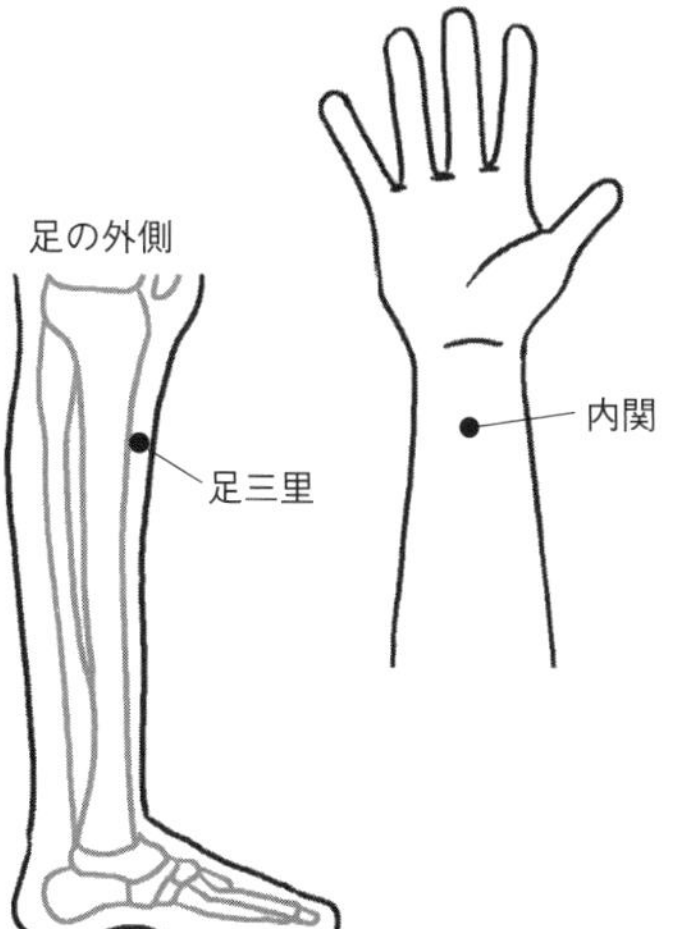

不調を治す

15 急な腹痛

原因

冷たい飲料を飲んだ、生ものを食べて当たった、ストレスなど

よく効くツボ

天枢《てんすう》（17番を参照）、梁丘《りょうきゅう》、丘墟《きゅうきょ》

ワンポイント

すぐにトイレに駆け込める場合なら問題ありません。しかし、電車や自動車に乗っていたり、会議中、観劇中など、あと数分だけ我慢できれば、というときには、このツボを親指で落ち着くまで刺激してください。過敏性腸炎は症状を悪化させないことが肝心です。急激な腹痛の場合は、尿路結石や卵巣茎の捻転などが考えられるので我慢せず、すぐに病院へ行きましょう。

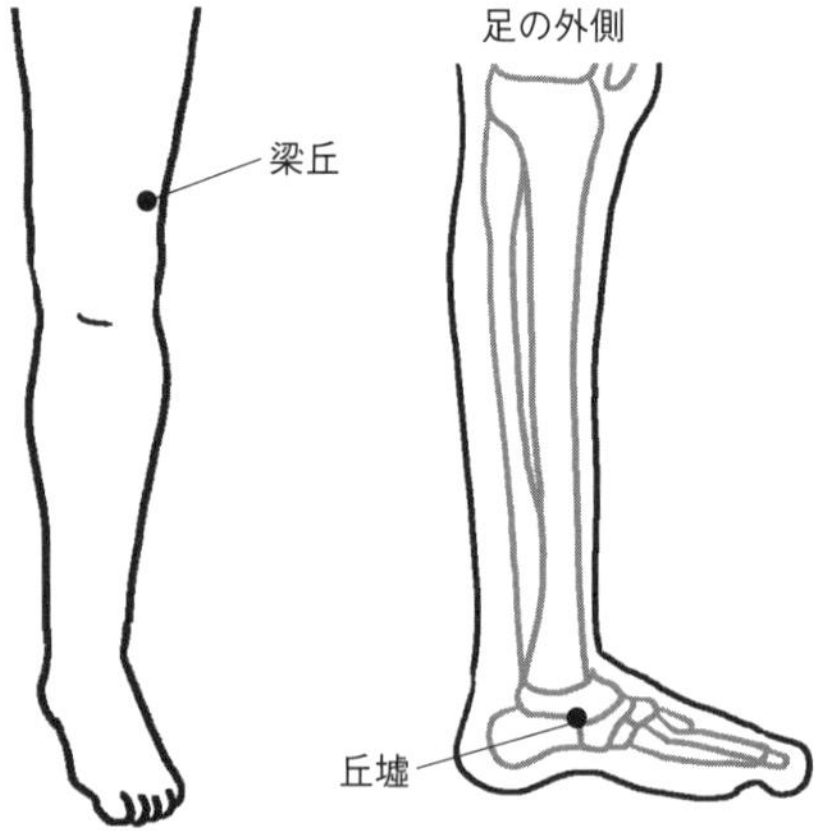

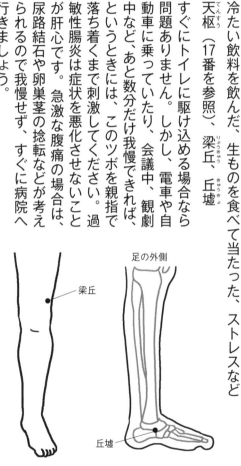

不調を治す

16 便秘

原因

腸内の水分不足や食物繊維の不足、運動不足による、腸の蠕動《ぜんどう》運動の低下、極端なダイエット、腸内菌のアンバランスなど

よく効くツボ

支溝《しこう》、照海《しょうかい》、上巨虚《じょうこきょ》

ワンポイント

規則正しい食事と適度な運動を心がければ、改善するケースがほとんどです。野菜やきのこなどの食物繊維が豊富な食品を食べ、腸内環境を整えるヨーグルトや乳酸菌飲料を摂ることをお勧めします。

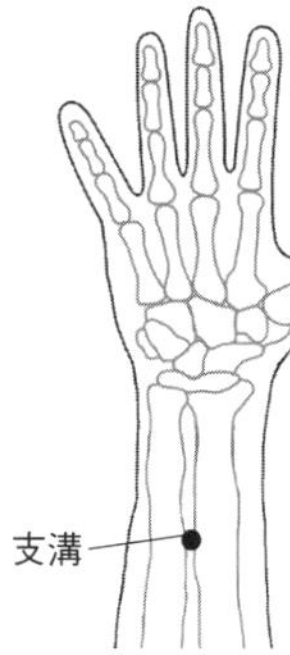

足の内側

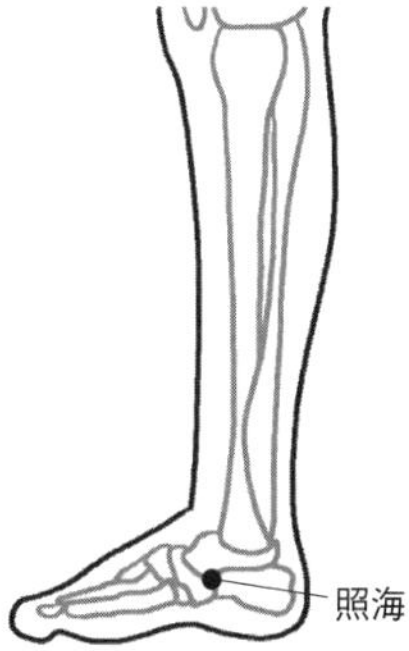

足の外側

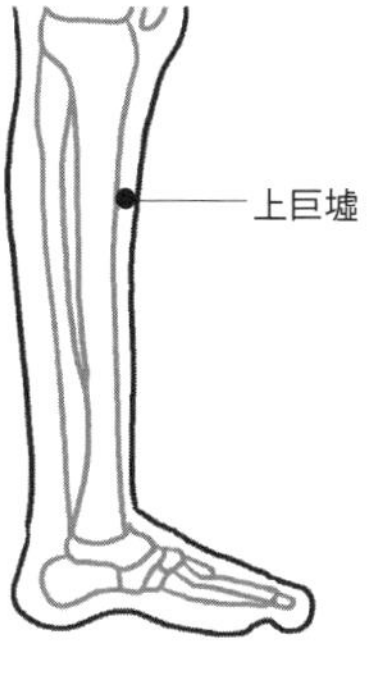

不調を治す 17

下痢、神経性大腸炎

原因
冷え、腸管の運動低下、ストレスなど

よく効くツボ
天枢《てんすう》、水分《すいぶん》、百会《ひゃくえ》

ワンポイント
ストレスの多い人、神経質な人に多く見られる症状です。下痢は腸内の悪いものを早く体外に排泄しようとする生体反応です。無理に薬で止めようとせずに、出してしまいましょう。激しい腹痛や嘔吐、高熱などを伴う場合は、すぐに病院へ。

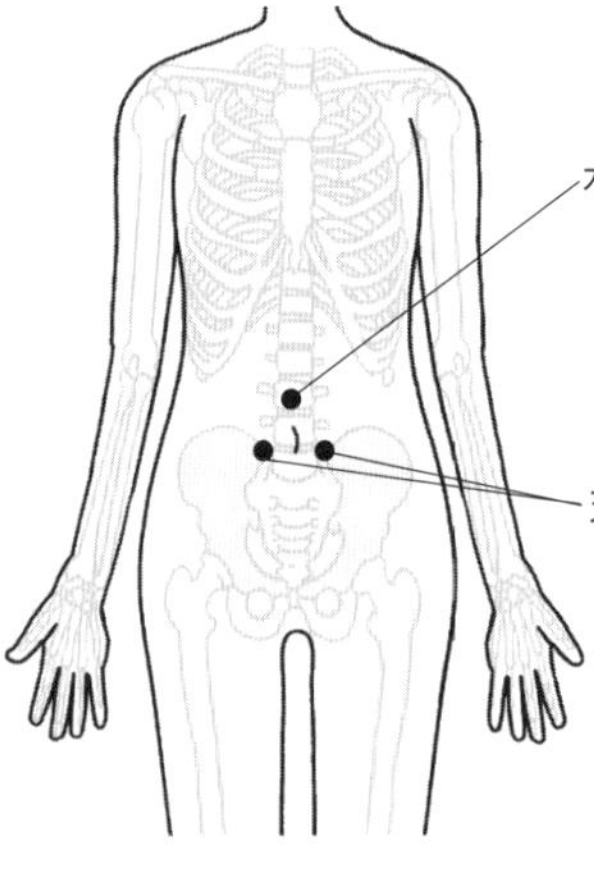

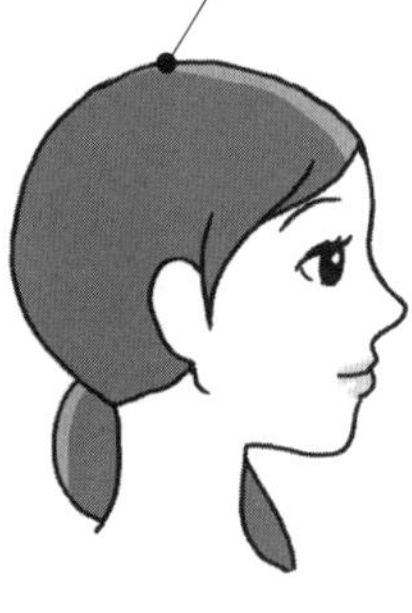

不調を治す 18

汗かき

原因　緊張、ストレス、自律神経失調症、更年期障害など

よく効くツボ　合谷《ごうこく》、復溜《ふくりゅう》

ワンポイント　内くるぶしの上部にある復溜は、水分代謝異常を治すツボです。多汗症だけでなく、足のむくみにもよく効きます。発汗をかく部位（全身または局所）によって病気が考えられます。発汗する場所を知ることが必要です。異常発汗の場合は病院へ行きましょう。

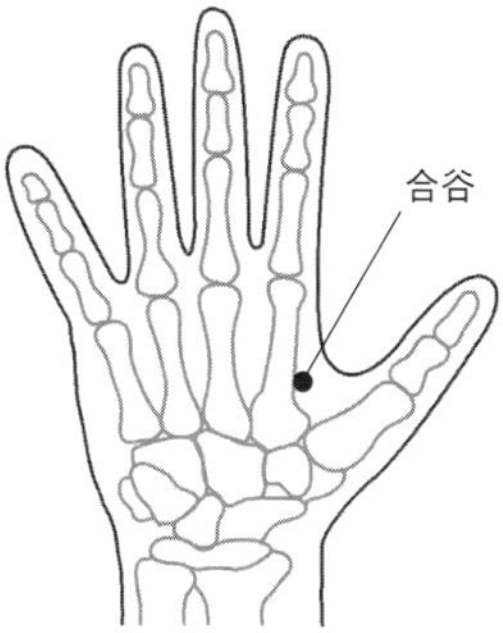

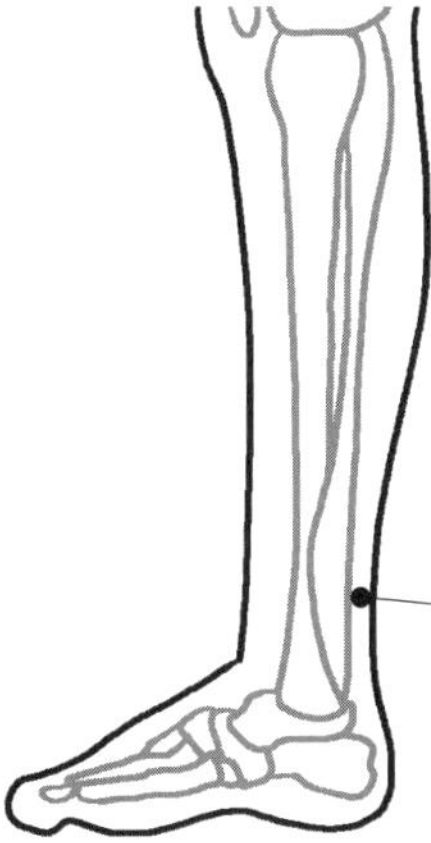

不調を治す 19

冷え性

原因
自律神経調節異常

よく効くツボ
中脘《ちゅうかん》、関元《かんげん》、足三里《あしさんり》、三陰交《さんいんこう》

ワンポイント
手足や腰、お腹が冷たい人は冷え性の疑いがあります。向こうずねの外側にある足三里、内くるぶしの上、指4、5本分にある三陰交は全身の血流を促し、体を温めて冷え性を改善するツボです。

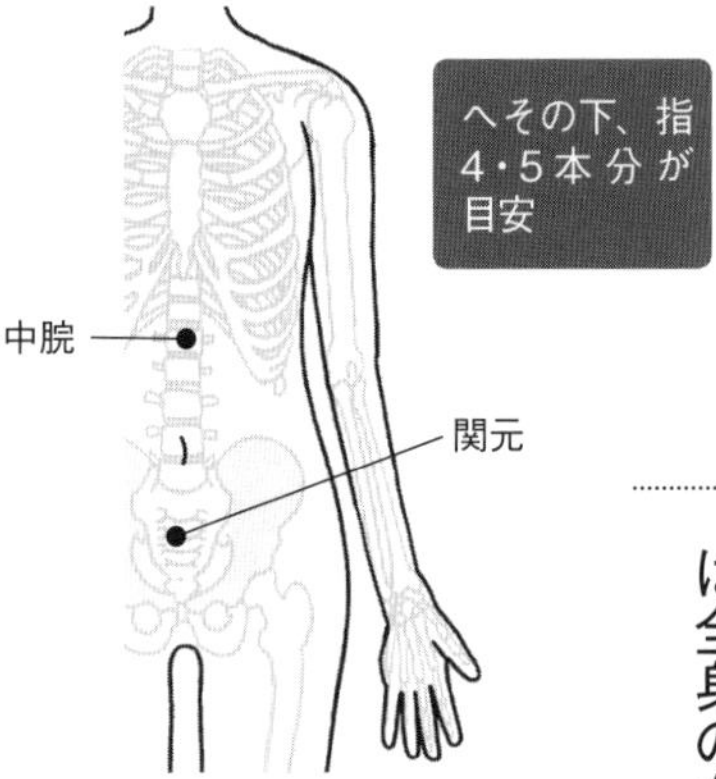

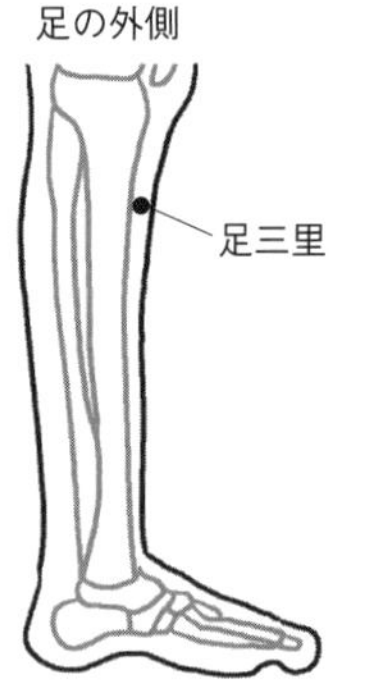

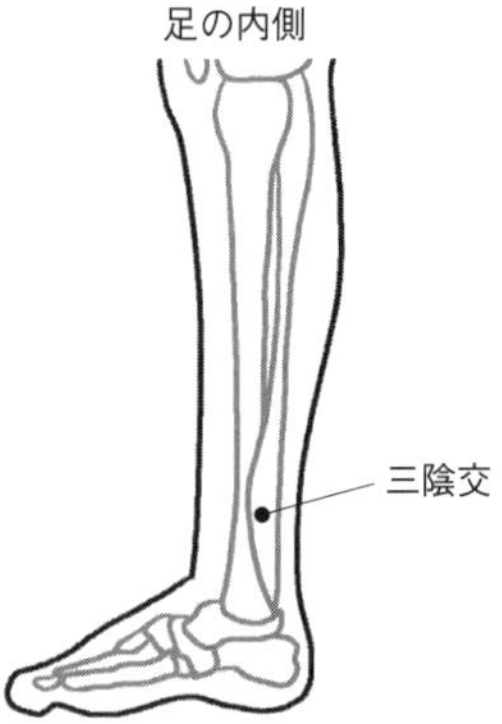

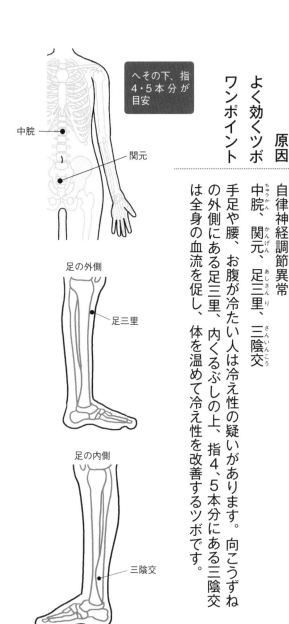

不調を治す
20

歯痛

原因　虫歯、歯周病

よく効くツボ　上の歯が痛い→内庭《ないてい》、太谿《たいけい》　下の歯が痛い→合谷《ごうこく》、太谿《たいけい》

ワンポイント　虫歯や歯周病は放っておいても治りません。ツボを刺激して痛みが治まっても、それは応急処置。一時しのぎですから、早めに歯科医院に行き、治療してください。

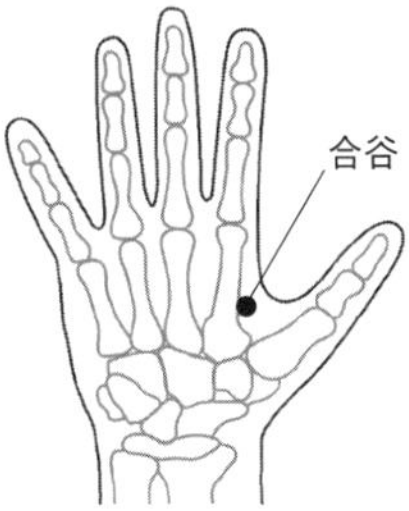

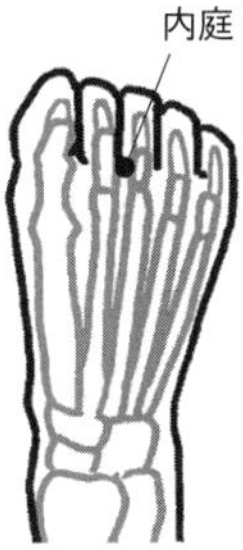

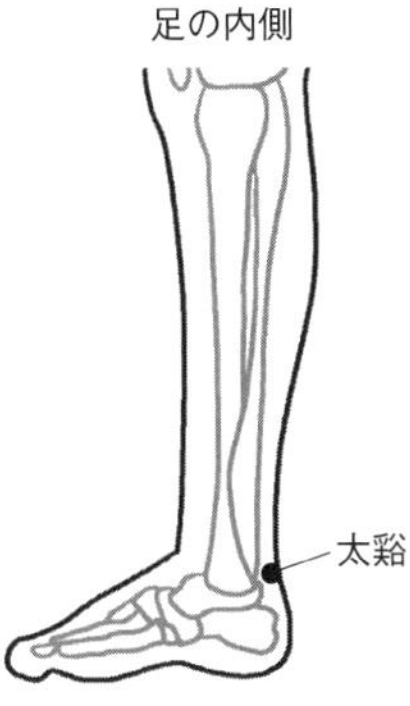

不調を治す 21

頭痛

原因

風邪、根詰め（考えすぎ）、眼精疲労、睡眠不足、ストレス、持病によるものなど

よく効くツボ

何となく痛い→百会《ひゃくえ》、列欠《れっけつ》　前頭部が痛い→中脘《ちゅうかん》、頭維《ずい》
後頭部が痛い→風池《ふうち》、崑崙《こんろん》、至陰《しいん》　側頭部が痛い→足臨泣《あしりんきゅう》、率谷《そっこく》
頭頂部が痛い→四神聡《よんしんそう》、太衝《たいしょう》　全体が痛い→攅竹《さんちく》、関元《かんげん》、太谿《たいけい》

ワンポイント

どこがいちばん痛むかを確認し、そこに直結するツボを押すのがコツです。急激で激しく痛む場合はすぐに病院へ。

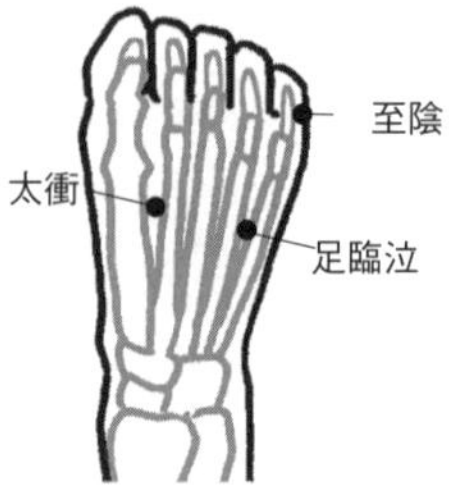

足の外側

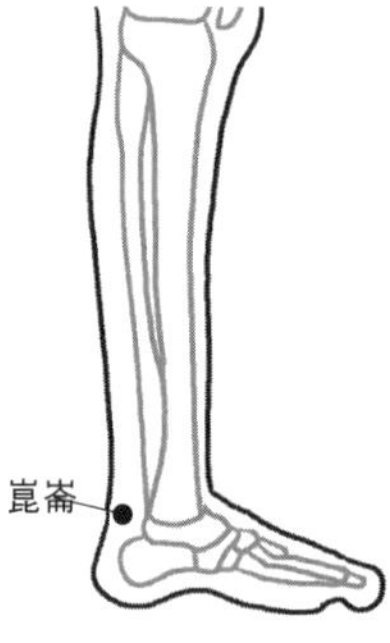

足の内側

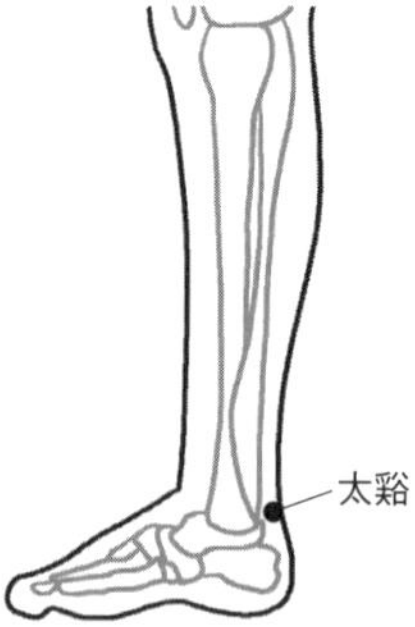

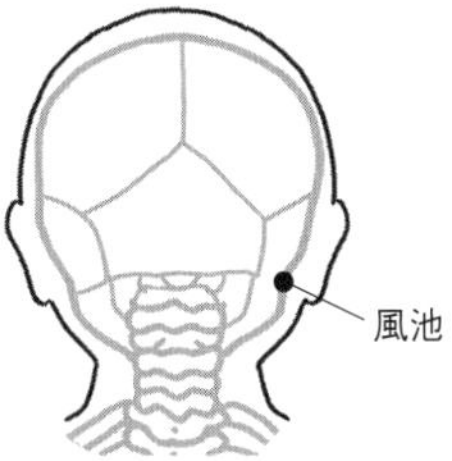
風池

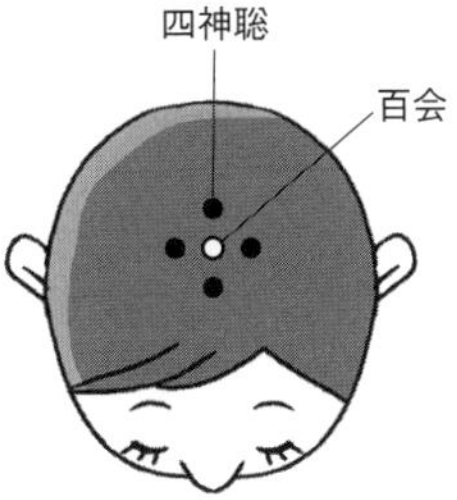
四神聡
百会

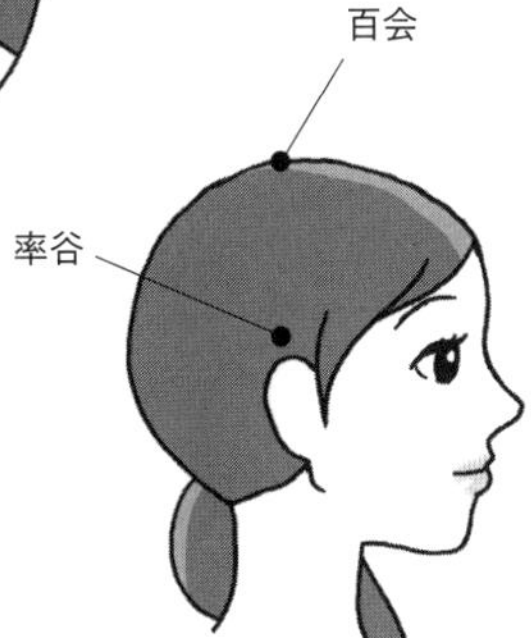
百会
率谷

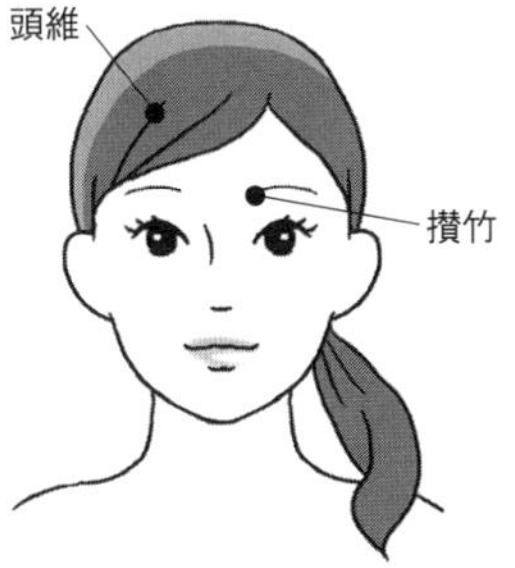
頭維
攅竹

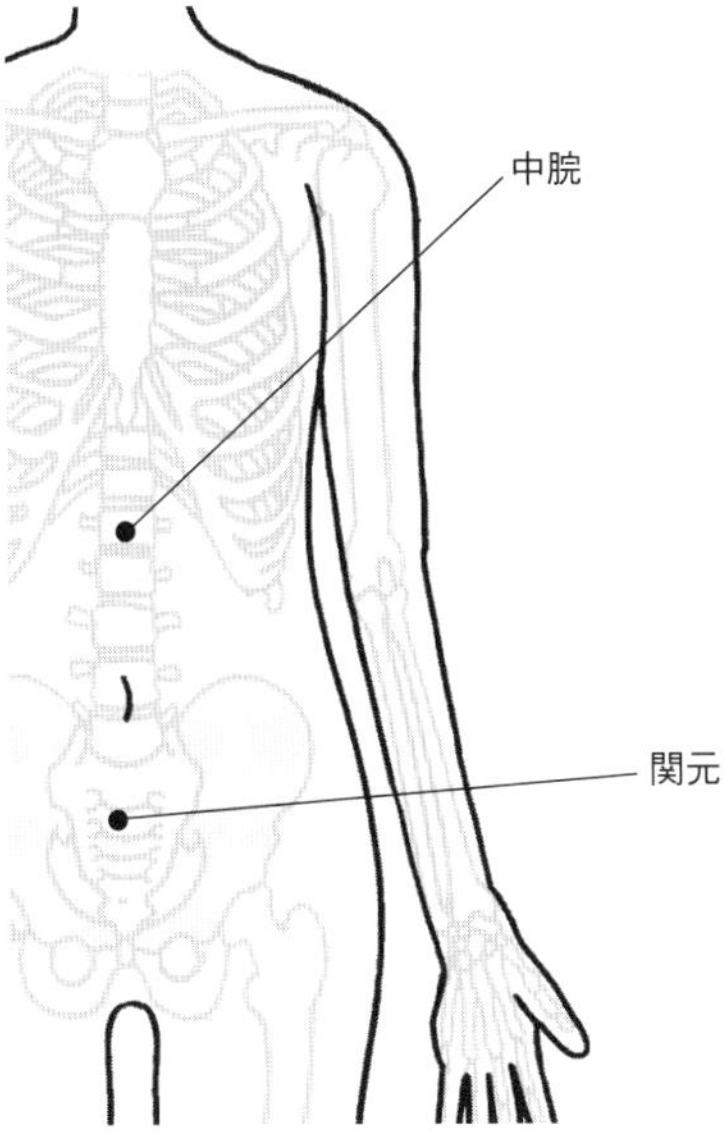
中脘
関元

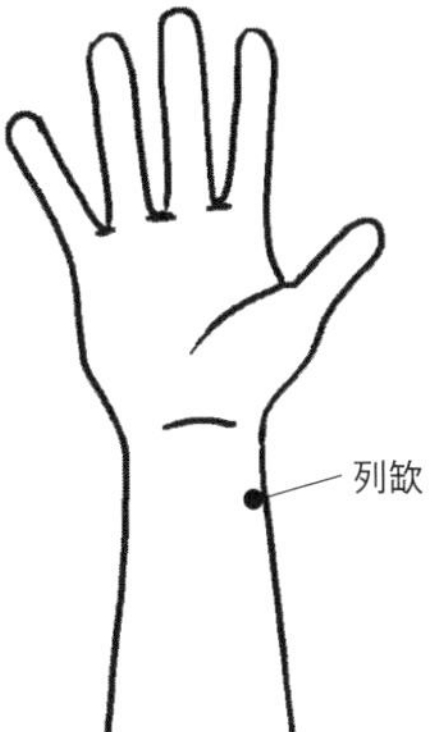
列欠

不調を治す 22

三叉《さんさ》神経痛

原因

帯状疱疹、インフルエンザ、糖尿病、結核、歯や顎《がく》関節のトラブル、脳の動脈瘤など

よく効くツボ

全体的に痛い→聴宮《ちょうきゅう》、下関《げかん》、合谷《ごうこく》　眉の上が痛い→絲竹空《しちくくう》、攅竹《さんちく》

鼻の周辺が痛い→迎香《げいこう》　下顎が痛い→地倉《ちそう》

ワンポイント

顔の知覚を脳に伝える神経は、「目」「鼻から耳にかけて」「口や顎にかけて」の三つに枝分かれしています。これが三叉神経です。中年以降の女性に多く見られる病気で、春や秋などの季節の変わり目によく発症します。中医学では「イライラや憂鬱は、痛みの強い病気を呼ぶ」といいます。この病気は精神的なストレスやイライラが引き金になることが少なくないので、ゆとりのある生活を心がけて予防しましょう。

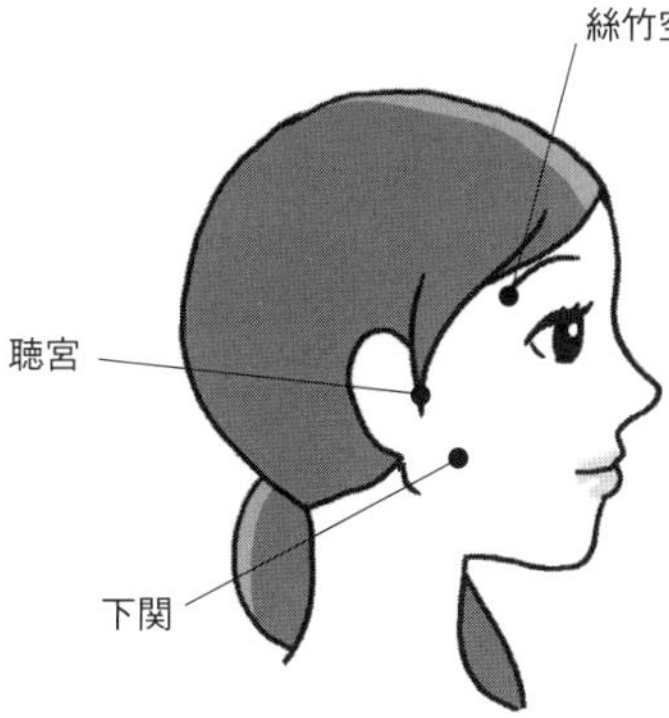
絲竹空
聴宮
下関

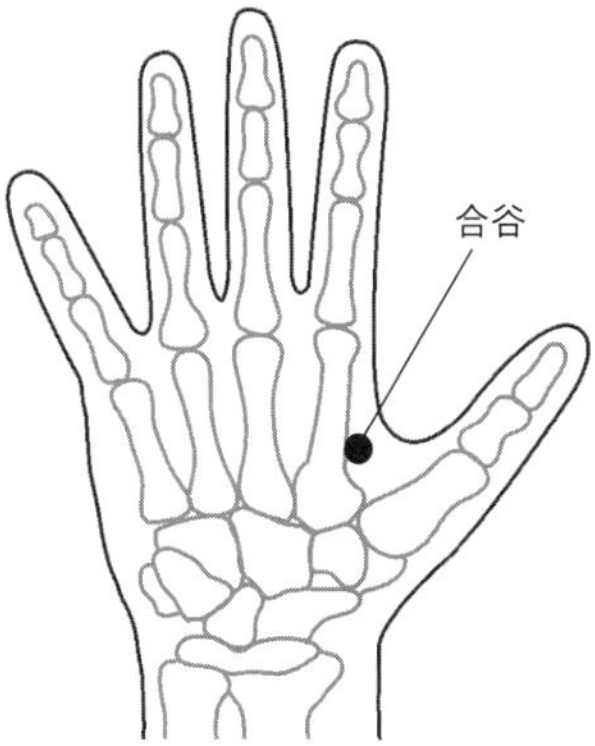
合谷

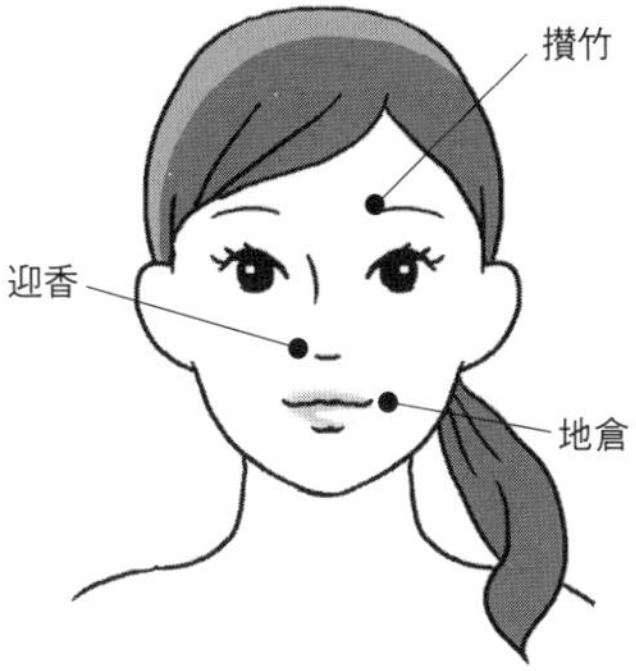
攅竹
迎香
地倉

不調を治す

23

肋間《ろっかん》神経痛

原因

ヘルペスウイルスの感染、変形性脊椎症、骨粗しょう症、腫瘍など

よく効くツボ

支溝《しこう》、陽陵泉《ようりょうせん》、丘墟《きゅうきょ》

ワンポイント

原因がわからないケースが少なくありませんが、なかなか治らない場合、内臓疾患や肺がんを疑います。1週間以上、強い痛みが続くときは病院で検査を受けましょう。通常は安静にして様子をみます。入浴で体を温めると痛みが和らぎます。

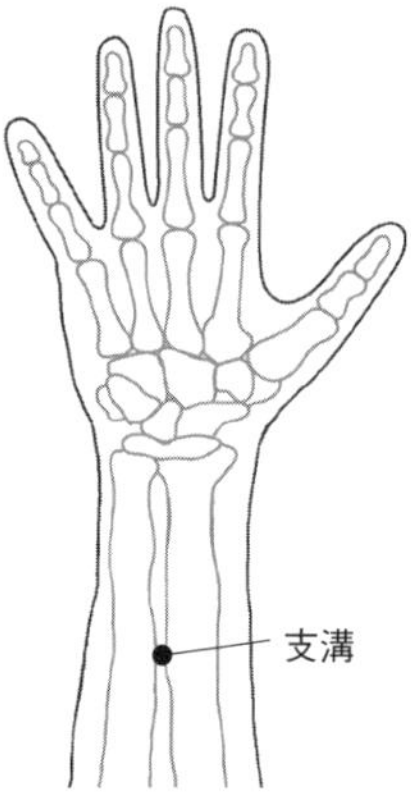

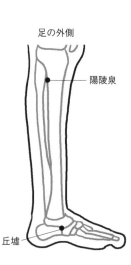

足の外側

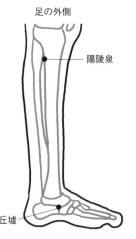

不調を治す
24
坐《ざ》骨《こつ》神経痛

原因　下肢の冷え、長時間の立ち仕事、腰椎椎間板ヘルニアなど

よく効くツボ　風市《ふうし》、陽陵泉《ようりょうせん》、崑崙《こんろん》

ワンポイント　硬めのベッドで膝の下に枕などを入れ、膝を曲げて仰向きで寝ると、痛みが和らぎます。普段から、腰と足を冷やさないように注意しましょう。

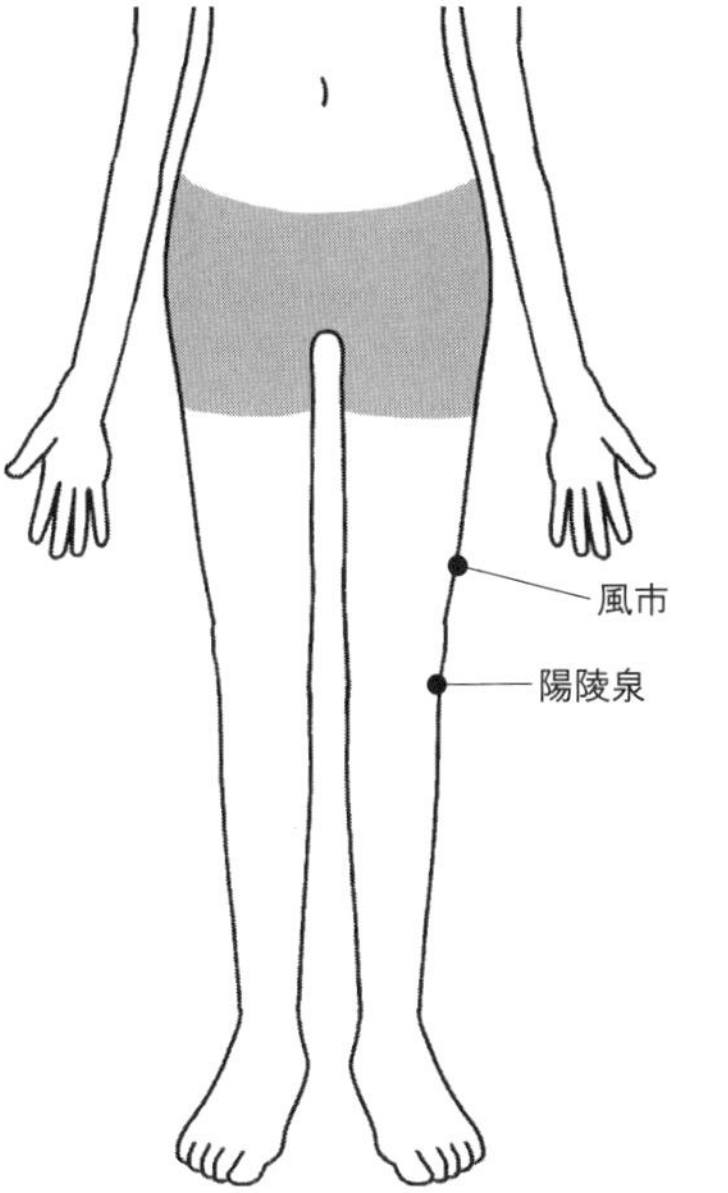

足の外側

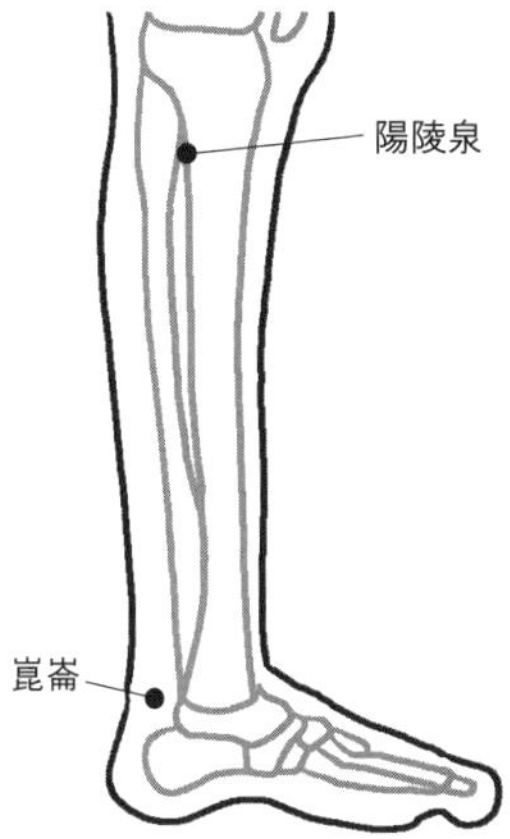

不調を治す

25

鼻炎

原因　風邪、アレルギー、点鼻薬の使いすぎ

よく効くツボ　上星《じょうせい》、印堂《いんどう》、迎香《げいこう》

ワンポイント　鼻の粘膜が過敏になっているので、くしゃみや鼻水がひどい場合はマスクをつけましょう。鼻づまりは、鼻の脇のツボ、迎香を押したり、人差し指でゆっくり上下に擦《さす》ると楽になります。

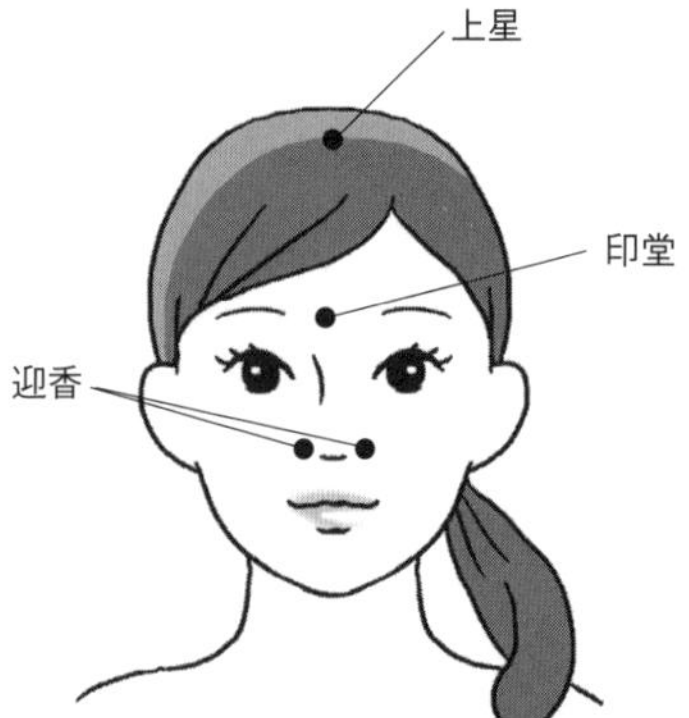

不調を治す

26

咳《せき》、痰《たん》

原因

風邪、咽喉炎、喘息、肺気腫など

よく効くツボ

一般的→列欠《れっけつ》、二間《じかん》　空咳《からぜき》→中渚《ちゅうしょ》、太谿《たいけい》（28番を参照）

透明な痰が出る→太淵《たいえん》　白い痰がでる→合谷《ごうこく》

黄色い痰が出る→魚際《ぎょさい》

ワンポイント

肺経につながっている列欠と大腸経の二間のツボを、両方同時に刺激すると効果的です。異物や痰などを吐き出すために咳が出ることが多いので、むやみに咳止めの薬を使うのはやめましょう。風邪や気管支炎などの場合はうがいをまめに。刺激の少ない湿った空気を吸うためにマスクを使用してください。

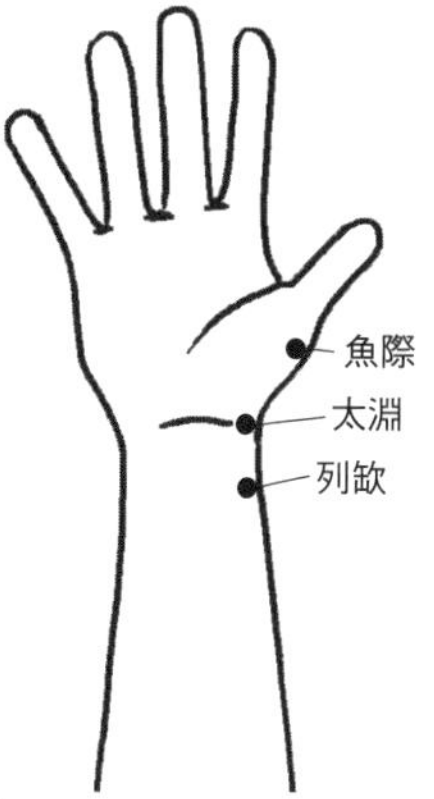

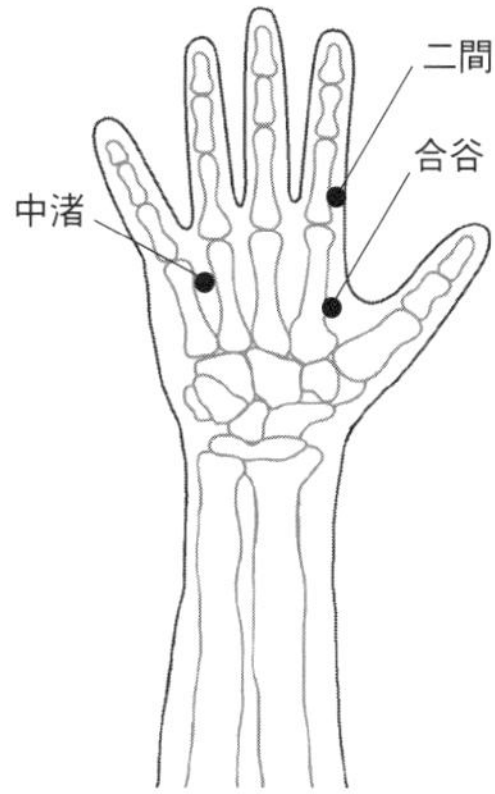

不調を治す 27

のどの痛み、急性咽頭炎

原因　喫煙、風邪など

よく効くツボ　合谷《ごうこく》、少商《しょうしょう》、魚際《ぎょさい》

ワンポイント　まめにうがいをして、口の中を清潔に保ちましょう。部屋の空気を清潔に保ち、室内の温度と湿度に気を配ることも大切です。

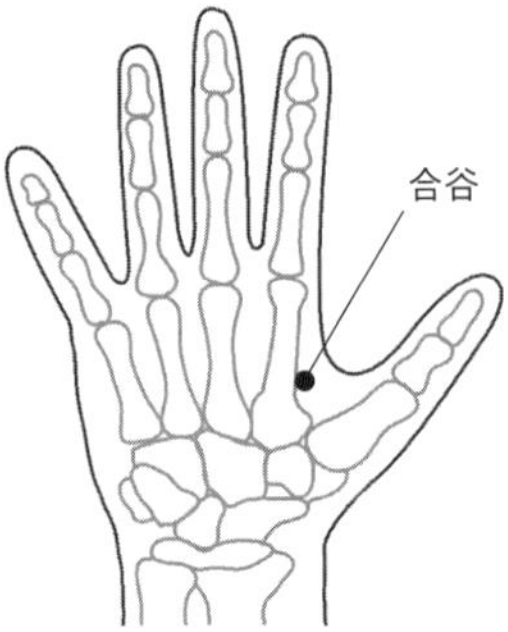

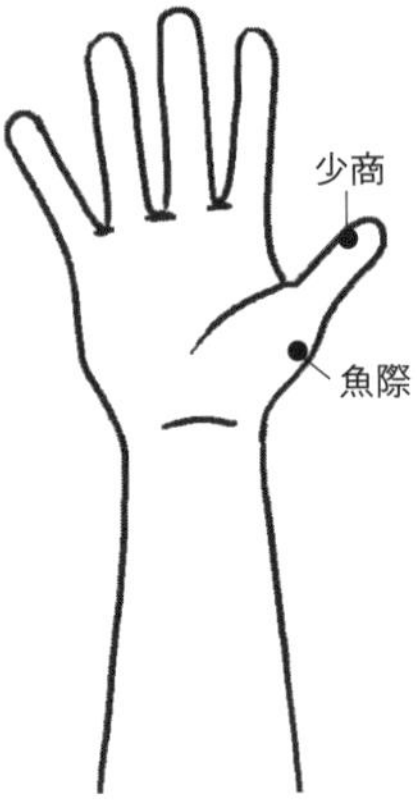

不調を治す 28

動悸

原因
不安症、ノイローゼ、貧血など

よく効くツボ
神門《しんもん》、内関《ないかん》、三陰交《さんいんこう》、太谿《たいけい》

ワンポイント
手首付け根の小指側にあるのが神門。手首を曲げると見えなくなりますが、手首を伸ばすと出てくることから「神の門」といいます。気持ちを安定させるツボで、不安神経症やパニック時などによく効きます。内関はストレス緩和に効果的なツボです。

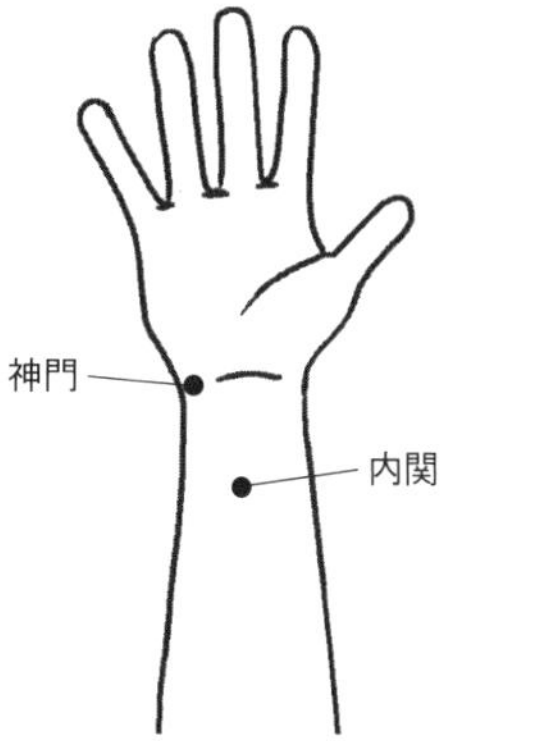

手首の付け根中央から指3本分、肘寄りを目安

足の内側

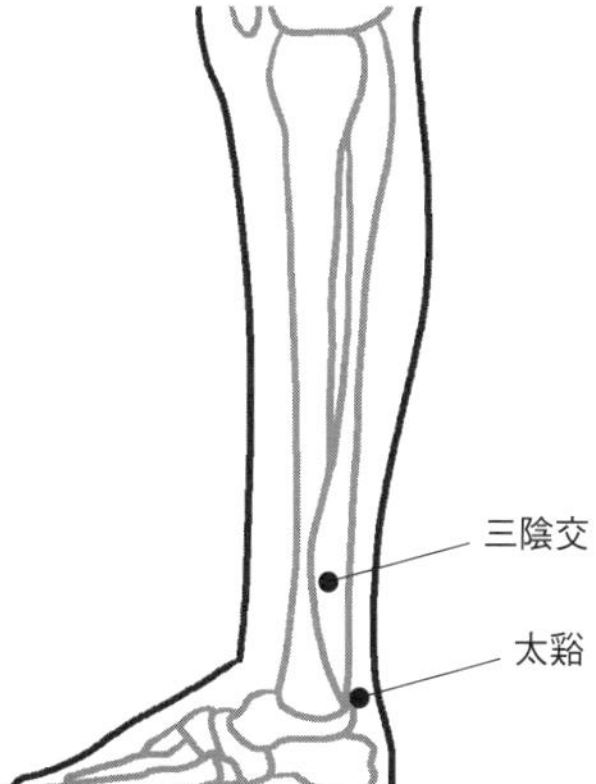

不調を治す

29

高血圧

原因

遺伝、ストレス、寒さ、塩分の摂りすぎなど

よく効くツボ

四神聡《よんしんそう》、風池《ふうち》（21番を参照）、合谷《ごうこく》、足三里《あしさんり》（14番を参照）

ワンポイント

最高血圧１４０以上、最低血圧９０以上を高血圧といいます。高血圧が慢性的に続くと、心臓や腎臓、脳に負担がかかり、支障をきたしやすくなります。毎日の運動と塩分の少ない食事が大切です。自覚症状がない人は、携帯型の血圧計を持ち歩くといいでしょう。

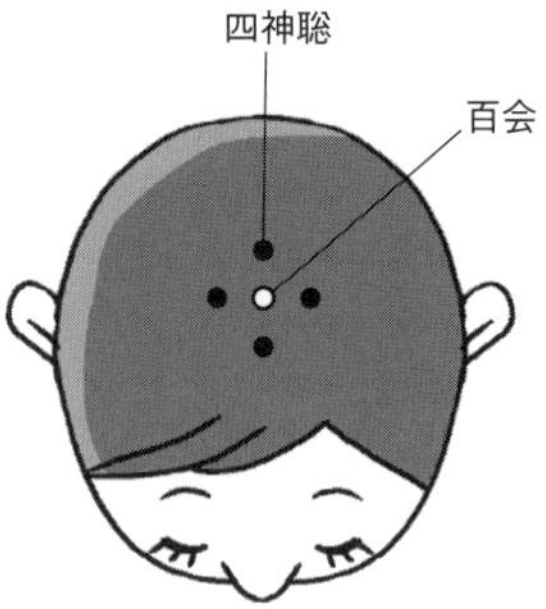

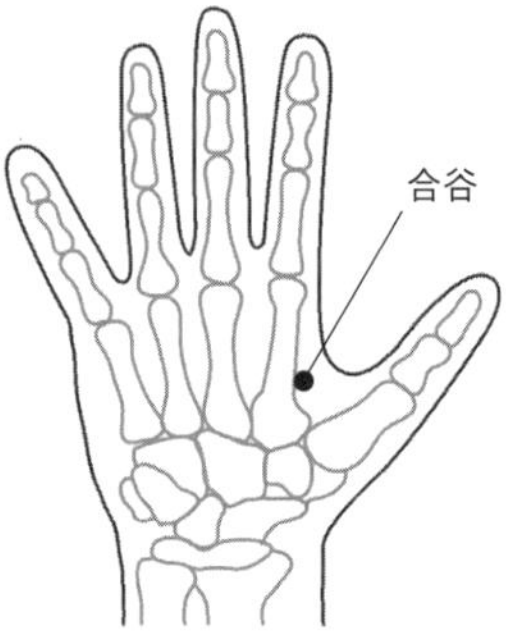

不調を治す
30
尿もれ、頻尿

原因
冷え、水分の摂りすぎ、膀胱炎、糖尿病、産後・加齢による膀胱括約筋の緩みなど

よく効くツボ
気海《きかい》、関元《かんげん》、太谿《たいけい》

ワンポイント
鍼灸院では膀胱のトラブルを治すとき、へその真下にある気海にお灸をし、火鍼を打ちます。鍼灸院に行けない人は、使い捨てカイロなどを使ってここを温めるといいでしょう。膀胱括約筋を鍛えようと尿意を我慢することは、逆に尿漏れの原因になります。尿意があったらすぐにトイレに行きましょう。

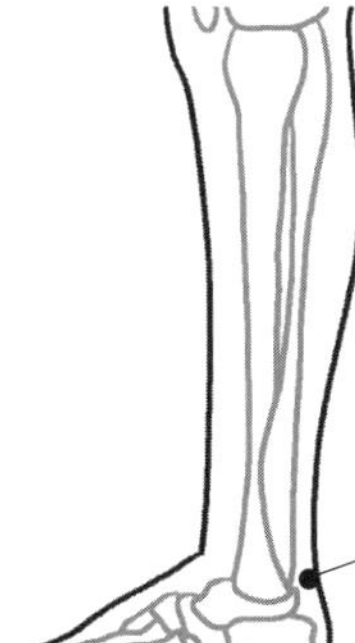

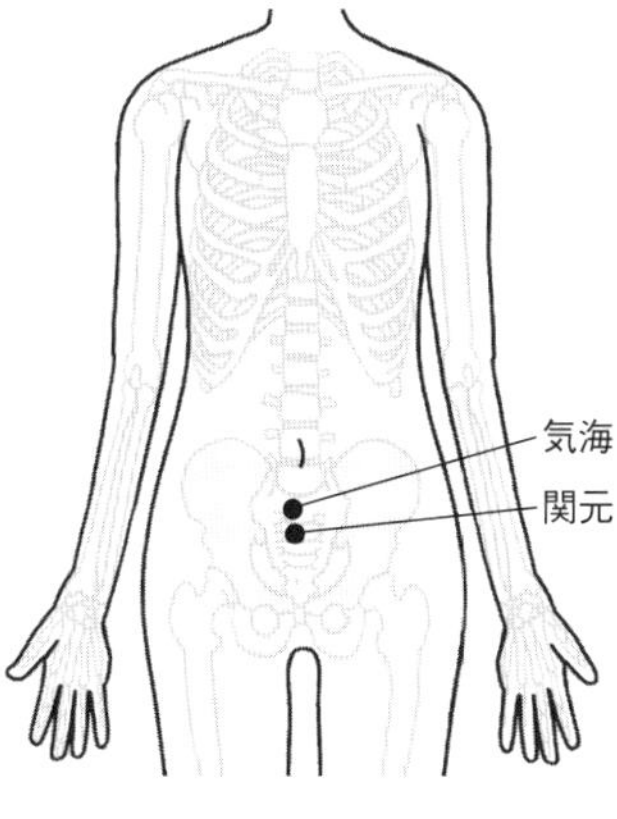

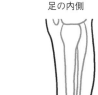

不調を治す

31

生理痛

原因 冷え、子宮筋腫、子宮内膜症、不安神経症

よく効くツボ 中封《ちゅうふう》、地機《ちき》

ワンポイント 下半身が冷えて血の巡りが悪くなると、生理痛や生理不順などを引き起こします。生理痛の解消には、下腹部を温めるのがいちばんです。腹巻きをしたり、市販の使い捨てカイロを利用してください。

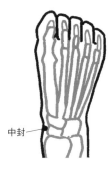

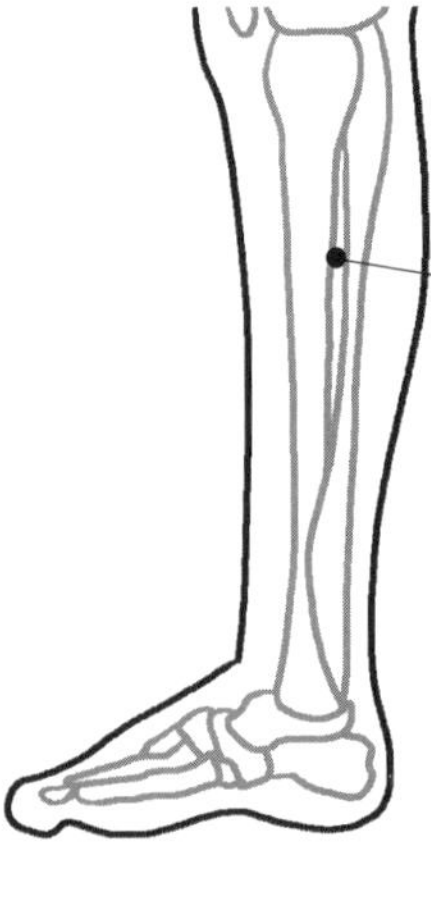

不調を治す

32 子宮筋腫、子宮内膜症

原因
子宮筋腫は女性ホルモン、子宮内膜症は月経周期などが関係しているといわれるが原因不明

よく効くツボ
太衝《たいしょう》、三陰交《さんいんこう》、関元《かんげん》

ワンポイント
生理痛がひどかったり、下腹部に重圧感があったり、不正出血がある場合には子宮筋腫を疑います。指４・５本分へその下にある関元は「元気が生まれるツボ」とされ、婦人病によく効きます。

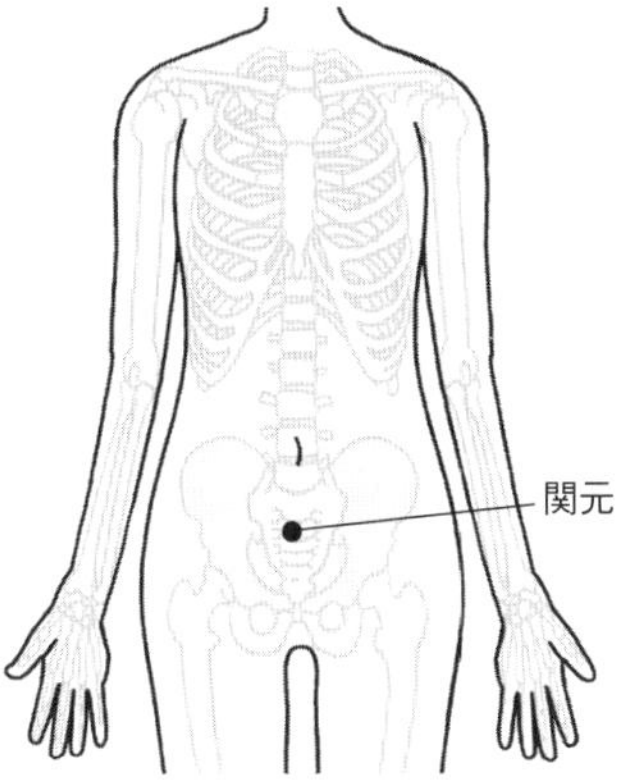

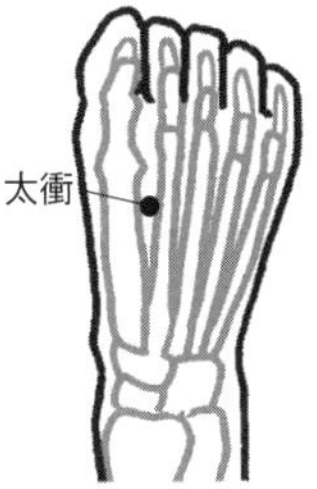

足の内側

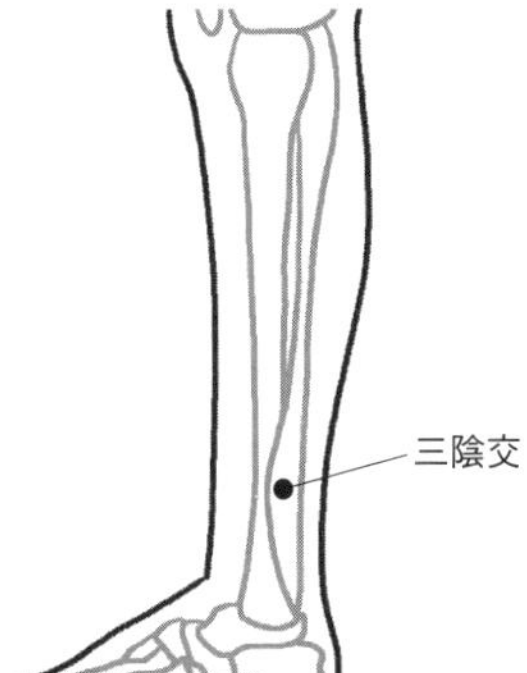

不調を治す

33

更年期障害

原因

加齢

よく効くツボ

合谷《ごうこく》、三陰交《さんいんこう》、復溜《ふくりゅう》、太衝《たいしょう》

ワンポイント

加齢により心と体のバランスが一時的に乱れる状態です。のぼせや顔のほてり、発汗、動悸、不安、憂鬱《ゆううつ》、集中力減退などが主な症状で、まったく自覚のない人もいれば、症状が重く日常生活に差し障りが出る人まで、個人差があります。「不快な症状は一過性のもの」と割りきり、あまり深刻に考えないほうがいいでしょう。

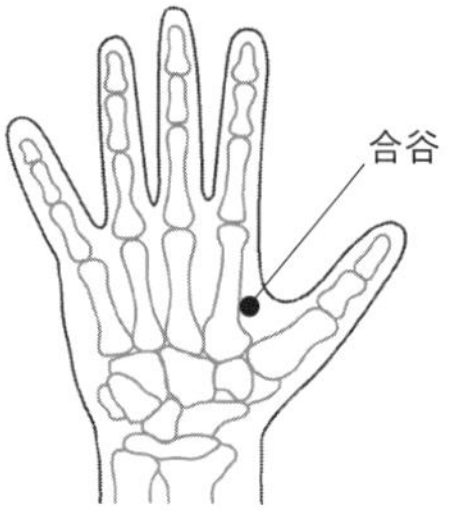

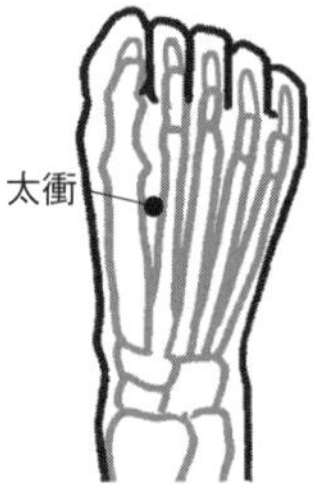

足の内側

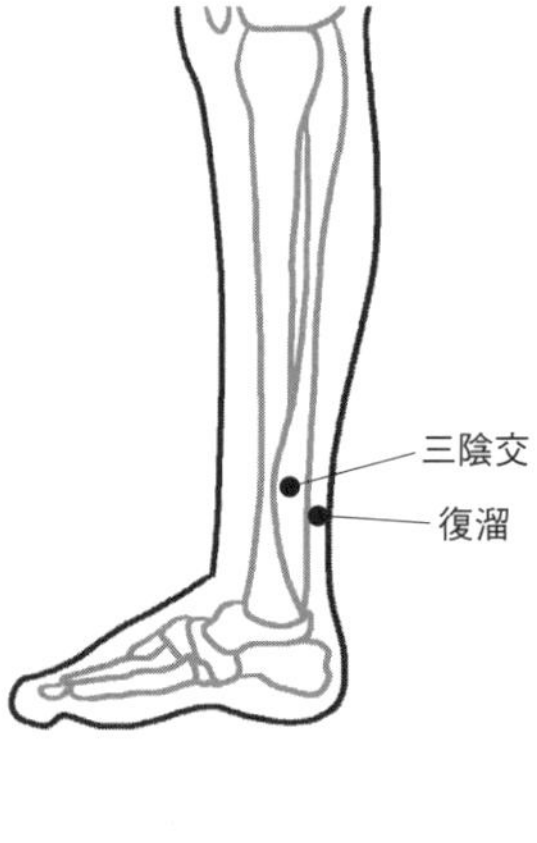

不調を治す

34 つわり

原因
妊娠

よく効くツボ
中脘《ちゅうかん》、内関《ないかん》、足三里《あしさんり》

ワンポイント
手首の内側のシワの中央から指3本肘《ひじ》寄りにある内関は、つわりによく効くツボ。妊娠中のイライラやストレスは、みぞおちとへその間にある中脘を軽く刺激するといいでしょう。食事の摂取と関係なく、嘔吐がひどい場合には、脱水症状に注意してください。つらい場合は病院へ行きましょう。

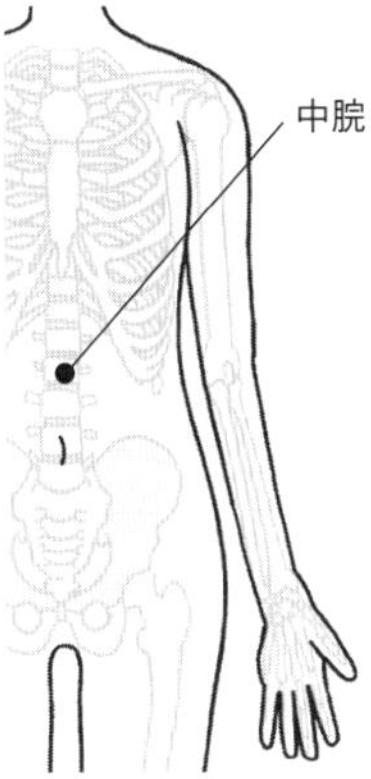

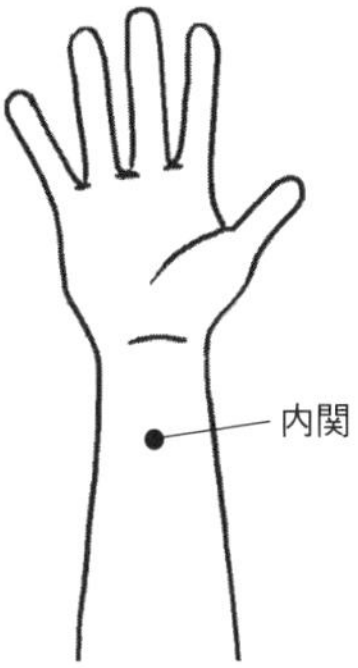

足の外側

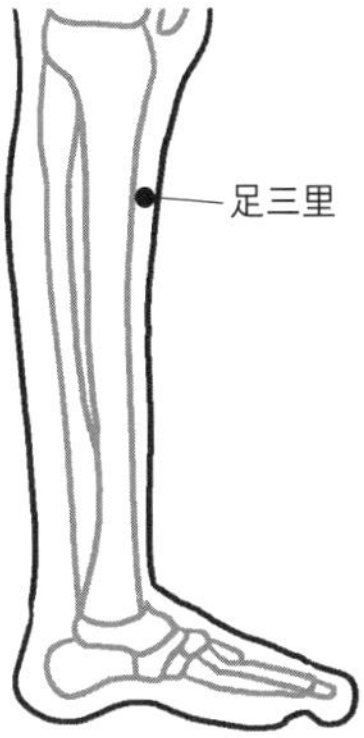

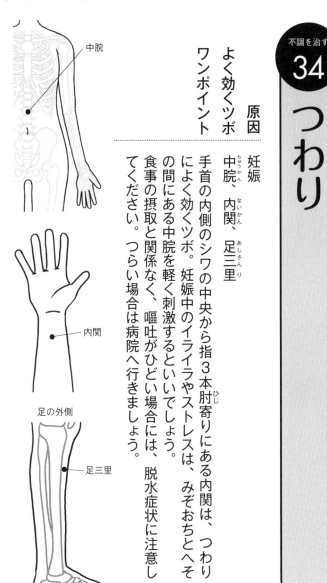

不調を治す 35

胆石症、胆のう炎

原因
偏った食生活（カロリー過多、脂肪の摂りすぎなど）、ストレス、疲労など

よく効くツボ
陽陵泉《ようりょうせん》、丘墟《きゅうきょ》、照海《しょうかい》

ワンポイント
外くるぶしの前部にある丘墟と内くるぶしの下部にある照海は、胆のうのトラブルの特効ツボ。鍼灸では丘墟から照海に鍼を通すこともあります。一般の人は、この二つのツボを同時にマッサージするといいでしょう。

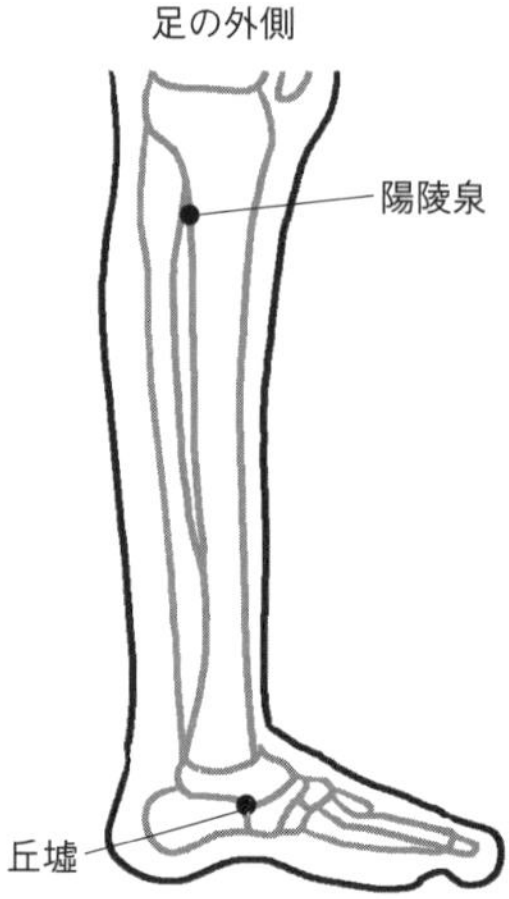

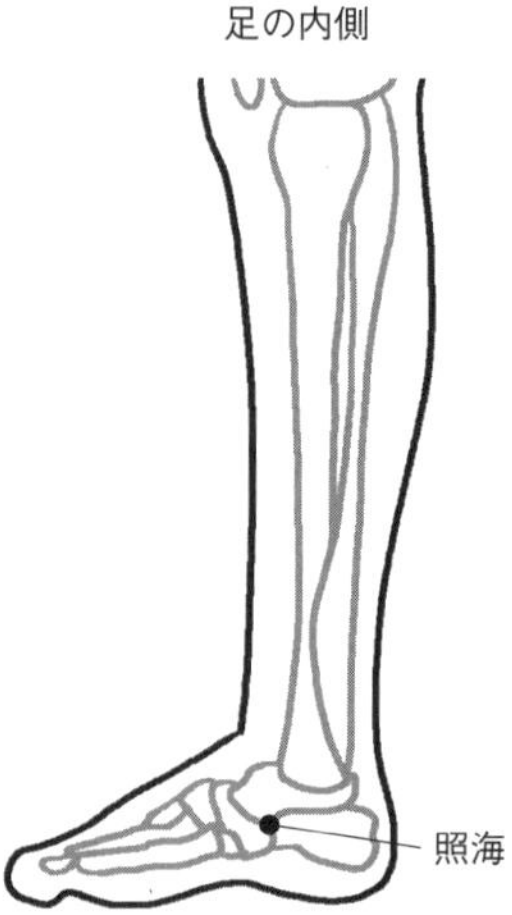

不調を治す 36

膵炎

原因

胆石のある人やアルコール飲用者に多く見られるが、原因不明のものも少なくない。

よく効くツボ

章門《しょうもん》、衝陽《しょうよう》、丘墟《きゅうきょ》

ワンポイント

食生活の管理が大事です。お酒や香辛料、油ものを避け、脂肪分の少ない食事を摂りましょう。

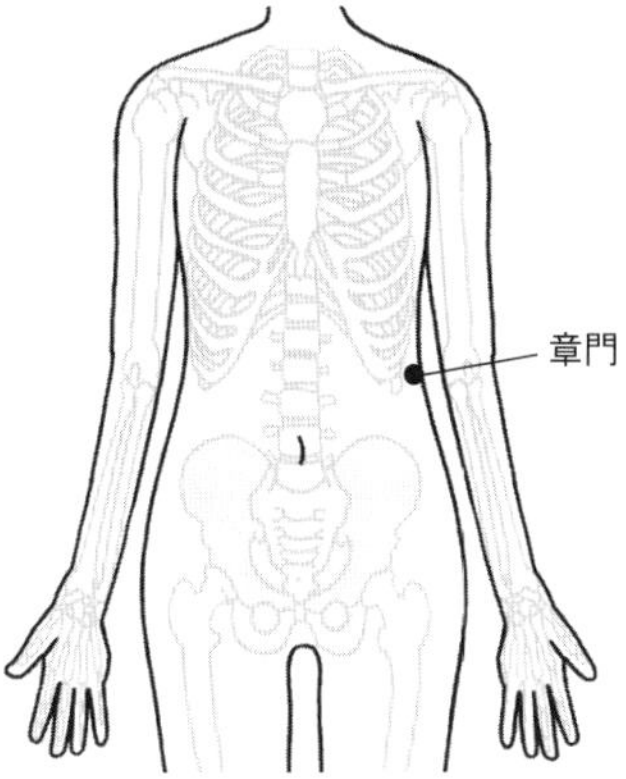

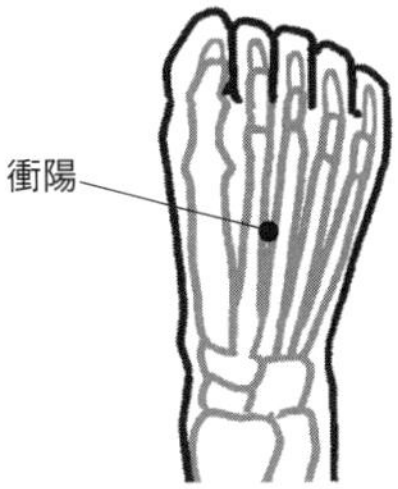

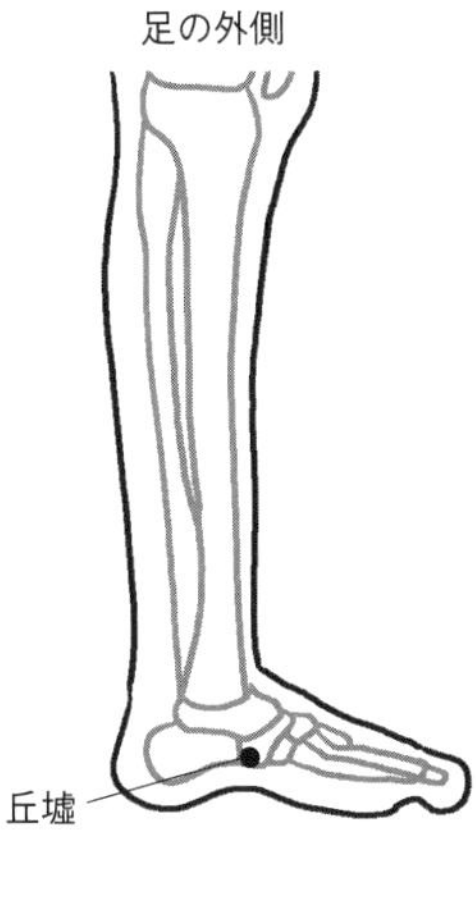

不調を治す

37

尿路結石

原因

あまり水を飲まない人、スポーツなどで大量の汗をかく人は、尿の成分が濃縮されて結晶となり、結石が生じやすい

よく効くツボ

中封《ちゅうふう》、蠡溝《れいこう》、三陰交《さんいんこう》

ワンポイント

この三つのツボを刺激すると石が溜まりにくくなり、石が出やすくなります。汗をかいたら必ず水を飲むようにし、カルシウムの摂りすぎに注意しましょう。

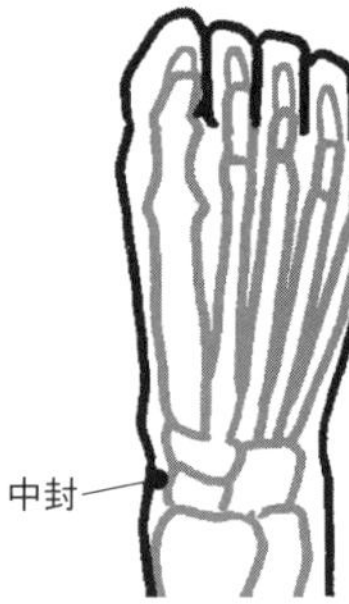

足の内側

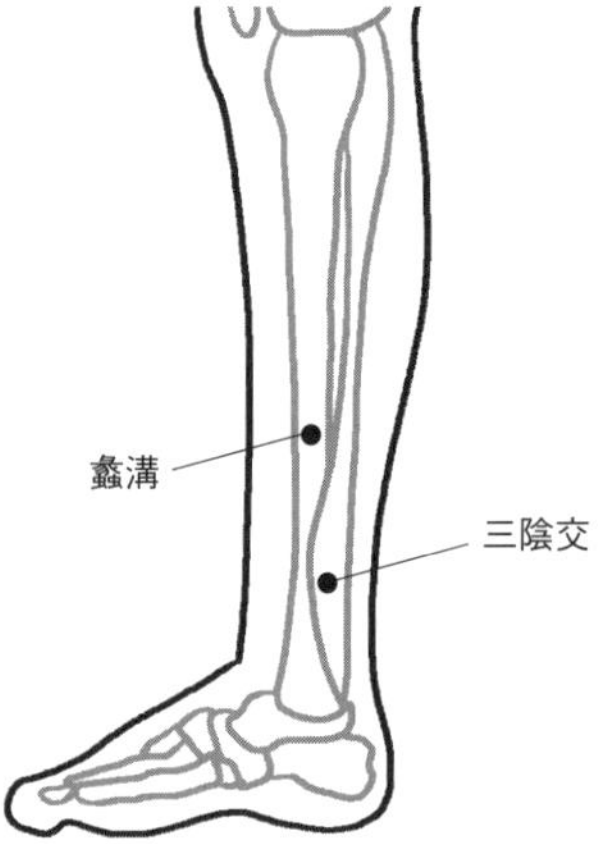

不調を治す

38 前立腺肥大

原因　加齢、長時間の運転など

よく効くツボ　中極《ちゅうきょく》、三陰交《さんいんこう》

ワンポイント　自転車やオートバイ、自動車などを長時間運転して会陰部を圧迫すると、前立腺に充血やむくみが生じ、症状が悪化することがあります。きつめのジーンズやパンツは避け、ゆったりした服を身につけましょう。膀胱炎の場合も同様です。

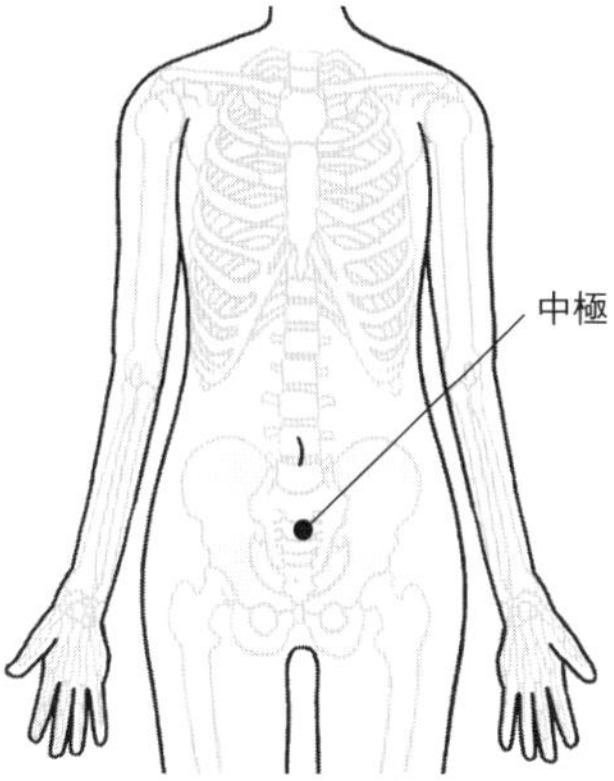

へその下、指6本分を目安

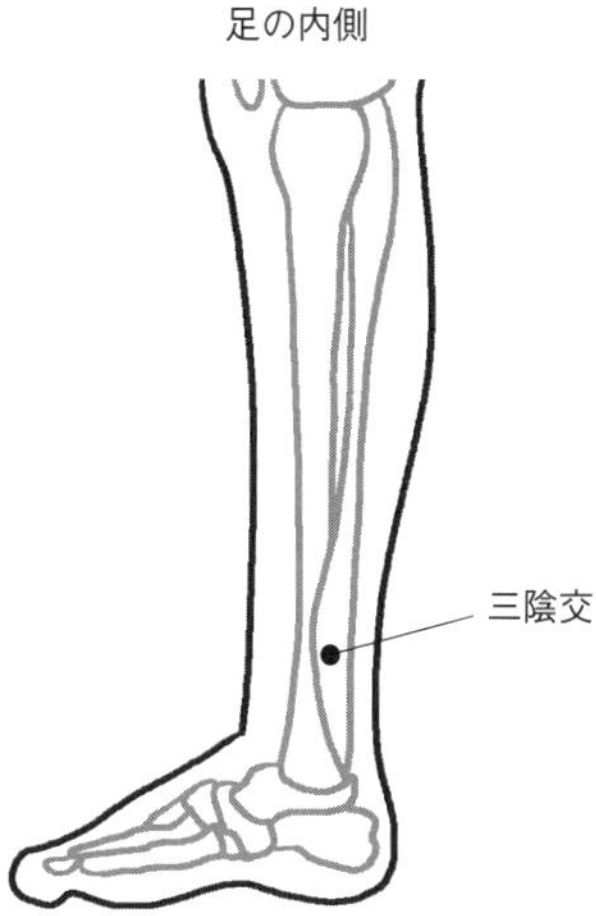

不調を治す 39

痔

原因　便秘、刺激物の摂りすぎ、飲酒など

よく効くツボ　後谿《こうけい》、陽谿《ようけい》

ワンポイント　肛門周辺を温めて血行をよくし、うっ血を解消すると症状が改善します。腰湯に浸かるのもいいでしょう。食物繊維の多い食品を食べ、便秘を予防することも大切です。

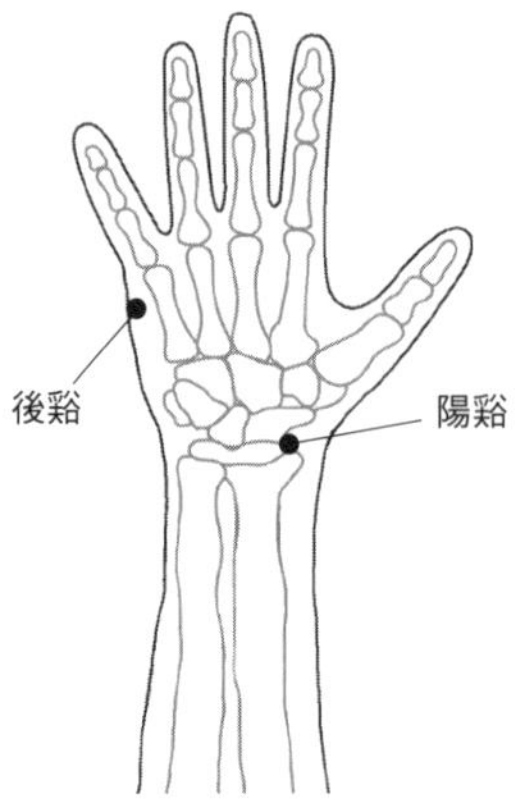

不調を治す
40
アレルギー性じんましん

原因
食べ物、薬、暑さ寒さ、発汗、細菌やウイルスの感染、ストレスなど

よく効くツボ
曲池《きょくち》、血海《けっかい》

ワンポイント
サバやブリなどの食べ物や、アレルゲンとなるものとの接触、寒冷・温熱による刺激によって、皮膚が非常にかゆくなり、みみず腫れのような発疹が出ます。肘を曲げたときにできるシワの端にある曲池は、「気」の流れをよくするツボ。膝のお皿から指３本分上の内側にある血海は、「血」の流れをよくするツボ。二つのツボを刺激することで、全身の気と血の流れがよくなり、発疹が軽減します。

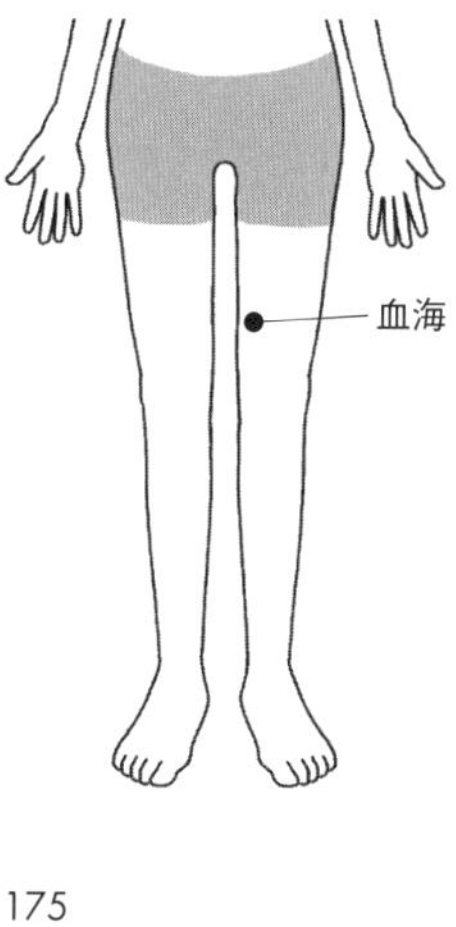

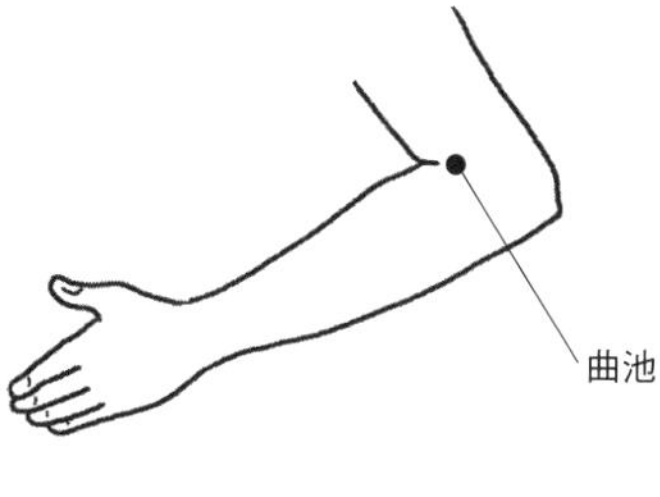

不調を治す 41

顔のシミ、そばかす

原因
ストレス、疲労、加齢、出産後、閉経後

よく効くツボ
合谷《ごうこく》、太衝《たいしょう》、三陰交《さんいんこう》

ワンポイント
足の親指と人差し指の間をたどっていくと、骨に突き当たります。骨の手前のくぼんだところが太衝。これは「肝」の経絡のツボで、刺激すると顔のシミが薄くなるのはもちろん、肌にハリとツヤが戻ってきます。「アンチエイジングのツボ」とも呼ばれます。

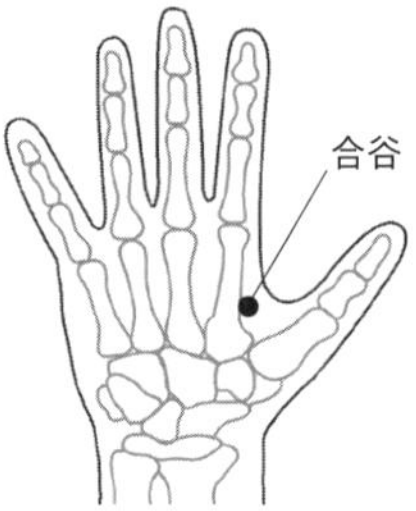

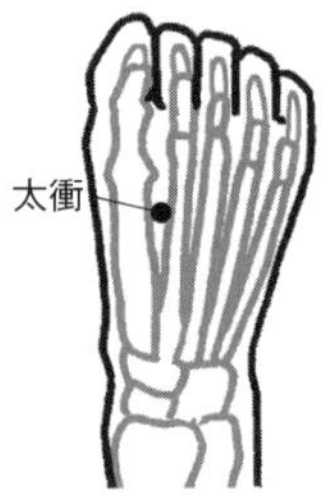

足の内側

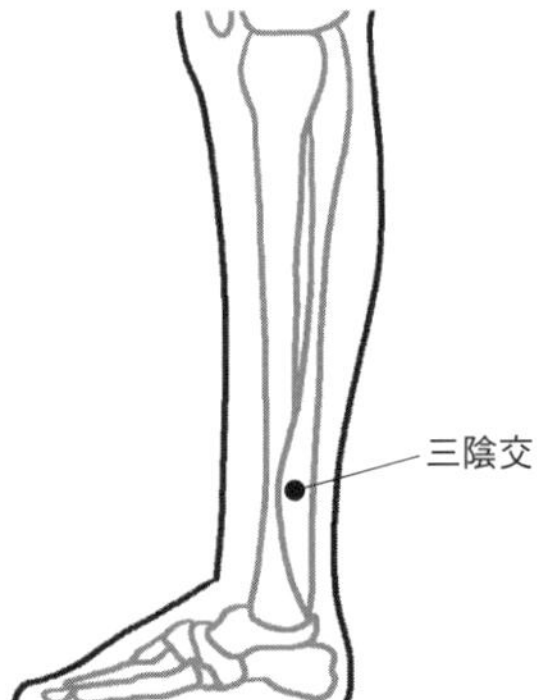

不調を治す

42 顔のむくみ、たるみ

原因　静脈の疾患、炎症、加齢

よく効くツボ　耳門《じもん》、顴髎《けんりょう》、中脘《ちゅうかん》

ワンポイント　耳の付け根の前部、口を開けたときにへこむところが耳門。このツボは「水」の流れを調整するツボで、顔のむくみをすみやかに改善してくれます。目の下のたるみを解消したいときは、目尻のすぐ下を軽く押すといいでしょう。

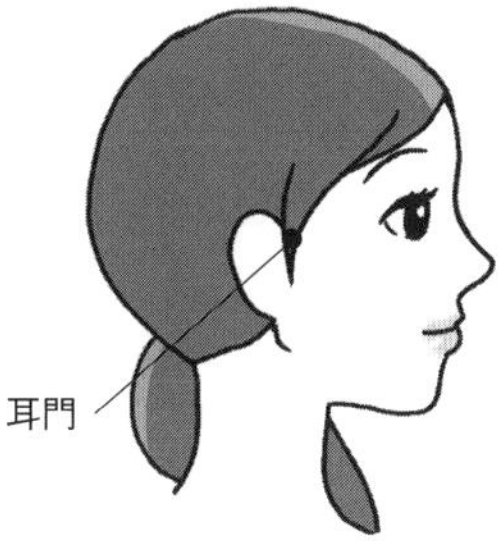

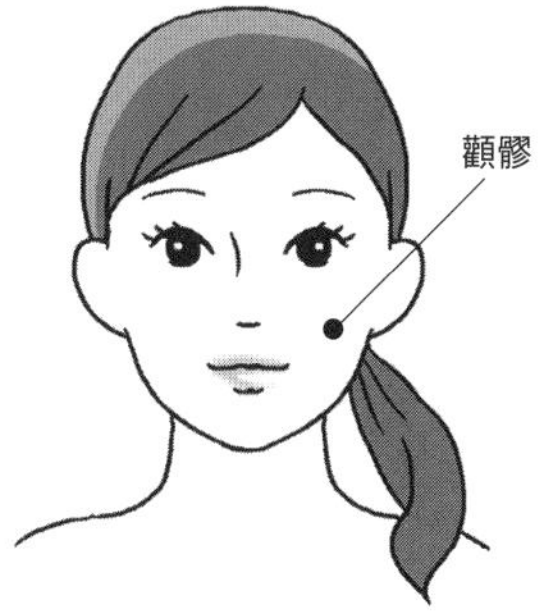

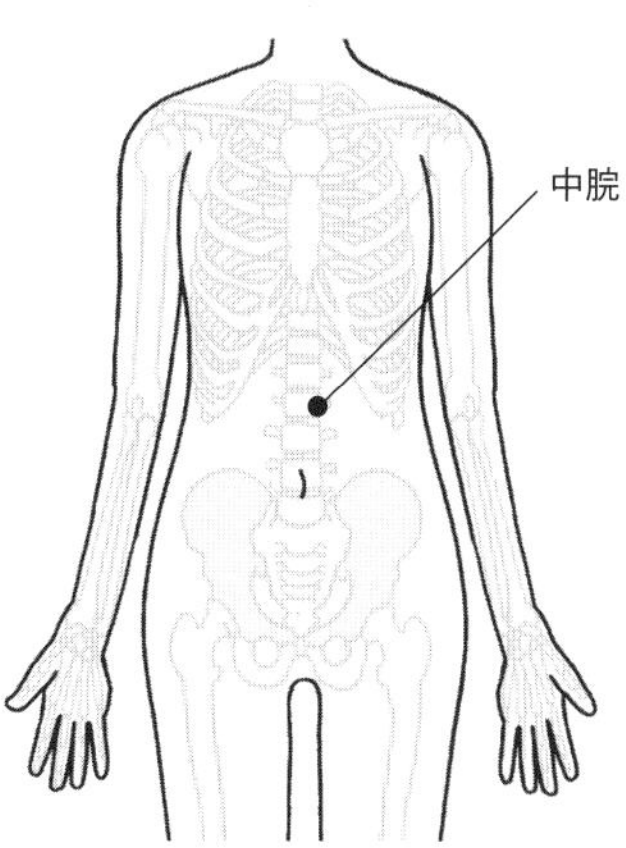

不調を治す 43

子どもの消化不良

原因

人工栄養、虚弱体質、胃腸のトラブルなど

よく効くツボ

中脘《ちゅうかん》、足三里《あしさんり》、へその周り

ワンポイント

人工栄養で育った赤ちゃんに多く、下痢や嘔吐を起こします。おへその周りを軽くこすったり、手のひらを当てて温めると、症状が落ち着くことが多いです。赤ちゃんが健康を回復するには、やはりお母さんの「手当て」が何よりの薬です。

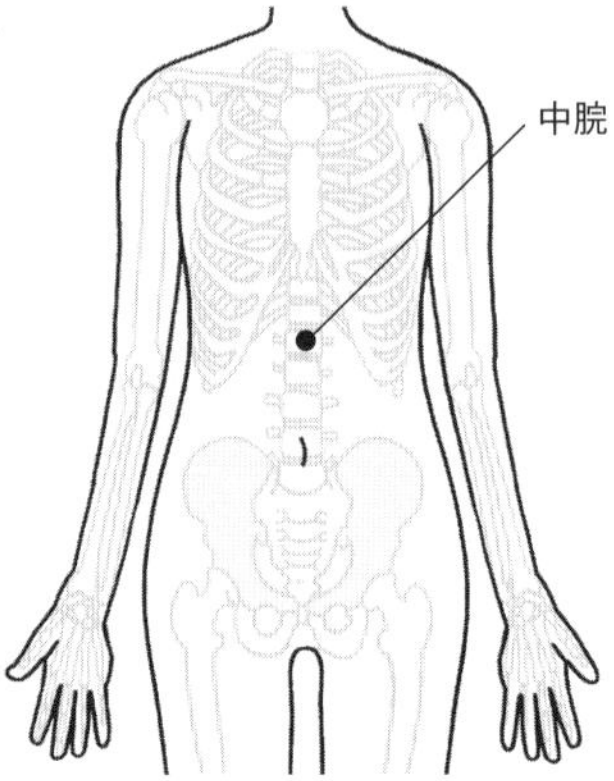

足の外側

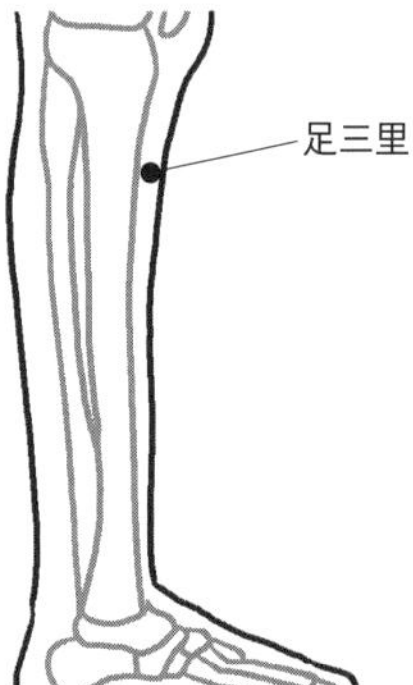

不調を治す

44

小児喘息《ぜんそく》

原因　ダニやアレルゲン、気候の変化、疲労、ストレスなど

よく効くツボ　大杼《だいじょ》、風門《ふうもん》、肺兪《はいゆ》

ワンポイント　ダニに刺されたり皮膚に寄生されたり、またダニのフンや死骸が「アレルゲン（アレルギーの原因物質に）」になって、喘息などのアレルギー症状が引き起こされます。ぬいぐるみや寝具などはまめに洗い、掃除機で室内のほこりを吸い取りましょう。発作を起こしたときは、背中を擦ったり、手のひらでじんわりと温めてあげましょう。

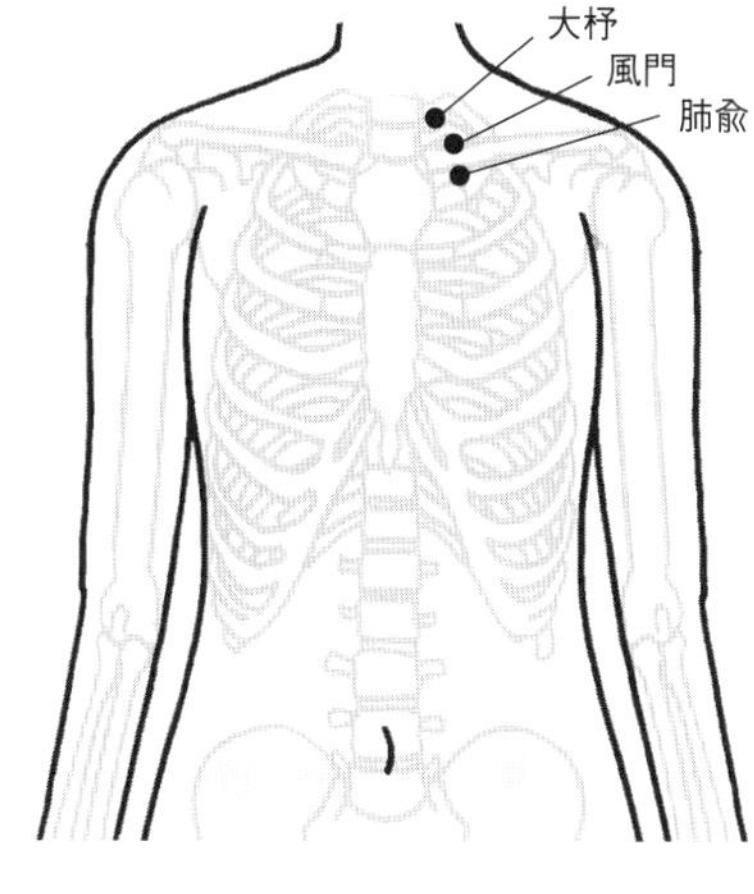

28	太淵	（たいえん）	手関節炎、呼吸器疾系患
29	魚際	（ぎょさい）	バネ指、呼吸器疾系患
30	労宮	（ろうきゅう）	疲れ
31	少商	（しょうしょう）	扁桃炎、咽頭炎、呼吸器系疾患
32	風市	（ふうし）	半身不随、下肢神経痛
33	血海	（けっかい）	膝の異常、婦人病
34	梁丘	（りょうきゅう）	腹痛、下痢
35	陰陵泉	（いんりょうせん）	膝の炎症、リウマチ、腹痛
36	陽陵泉	（ようりょうせん）	筋肉の疾患、腰痛、下肢神経痛・麻痺
37	足三里	（あしさんり）	消化器系疾患、鼻病、下肢神経痛
38	上巨墟	（じょうこきょ）	大腸疾患、鼻病
39	地機	（ちき）	下肢神経痛・麻痺、消化不良
40	条口	（じょうこう）	下肢神経痛・麻痺、膝の疾患
41	豊隆	（ほうりゅう）	下肢神経痛・麻痺、胃病
42	蠡口	（れいこう）	生殖器系疾患など
43	三陰交	（さんいんこう）	婦人病、生殖器系疾患・泌尿器、下肢神経痛
44	復溜	（ふくりゅう）	足関節炎、アキレス腱炎、坐骨神経痛
45	中封	（ちゅうふう）	腰痛、足関節炎、リウマチ
46	解谿	（かいけい）	足関節リウマチ、捻挫
47	丘墟	（きゅうきょ）	半身不随、足関節炎、胸部の痛み
48	照海	（しょうかい）	生殖器系系疾患、扁桃炎
49	衝陽	（しょうよう）	下肢神経痛、足関節炎、嘔吐、食欲不振
50	足臨泣	（あしりんきゅう）	坐骨神経痛・麻痺、胆石、足捻挫
51	太衝	（たいしょう）	肝疾患、拇指麻痺、足底の痛み
52	行間	（こうかん）	足底の痛み、痛風、拇指の痛み
53	内庭	（ないてい）	足のむくみ・痛み、歯痛

全身の主なツボと有効な症状

（前面）

1	百会	（ひゃくえ）	鼻病、痔、高血圧
2	上星	（じょうせい）	鼻病
3	神庭	（しんてい）	眼病
4	頭維	（ずい）	眼病、片頭痛
5	陽白	（ようはく）	眼病
6	絲竹空	（しちくくう）	顔面神経痛、眼病
7	印堂	（いんどう）	鼻炎、花粉症、めまい
8	攅竹	（さんちく）	眼病、高血圧
9	四白	（しはく）	眼病
10	迎香	（げいこう）	頭痛、顔の痛み・麻痺、歯痛、鼻病
11	地倉	（ちそう）	顔面神経痛・麻痺、口内炎
12	肩髃	（けんぐう）	皮膚病、肩、腕の痛み
13	天突	（てんとつ）	呼吸器系疾患
14	中府	（ちゅうふ）	気管支炎、喘息、肺炎などの呼吸器系疾患
15	中脘	（ちゅうかん）	胃痛や胃炎など、消化器系のトラブル
16	章門障	（しょうもん）	脾疾患、胃腸障害、肝臓障害、腹水
17	水分	（すいぶん）	利尿作用
18	天枢	（てんすう）	大腸疾患、腎臓病
19	気海	（きかい）	腸、腎臓、膀胱、腰痛
20	関元	（かんげん）	小腸疾患、生殖器系疾患、頻尿
21	中極	（ちゅうきょく）	生殖器系・疾患泌尿器、下肢神経痛、リウマチ
22	曲池	（きょくち）	皮膚病、眼病、頭痛、肩こり
23	郄門	（げきもん）	心疾患、喀血、胸部の痛み、リウマチ
24	内関	（ないかん）	手関節炎、リウマチ、半身不随
25	列缺	（れっけつ）	扁桃炎、咽頭炎など
26	神門	（しんもん）	心臓病
27	大陵	（たいりょう）	心疾患、手関節炎、リウマチ、半身不随

前面

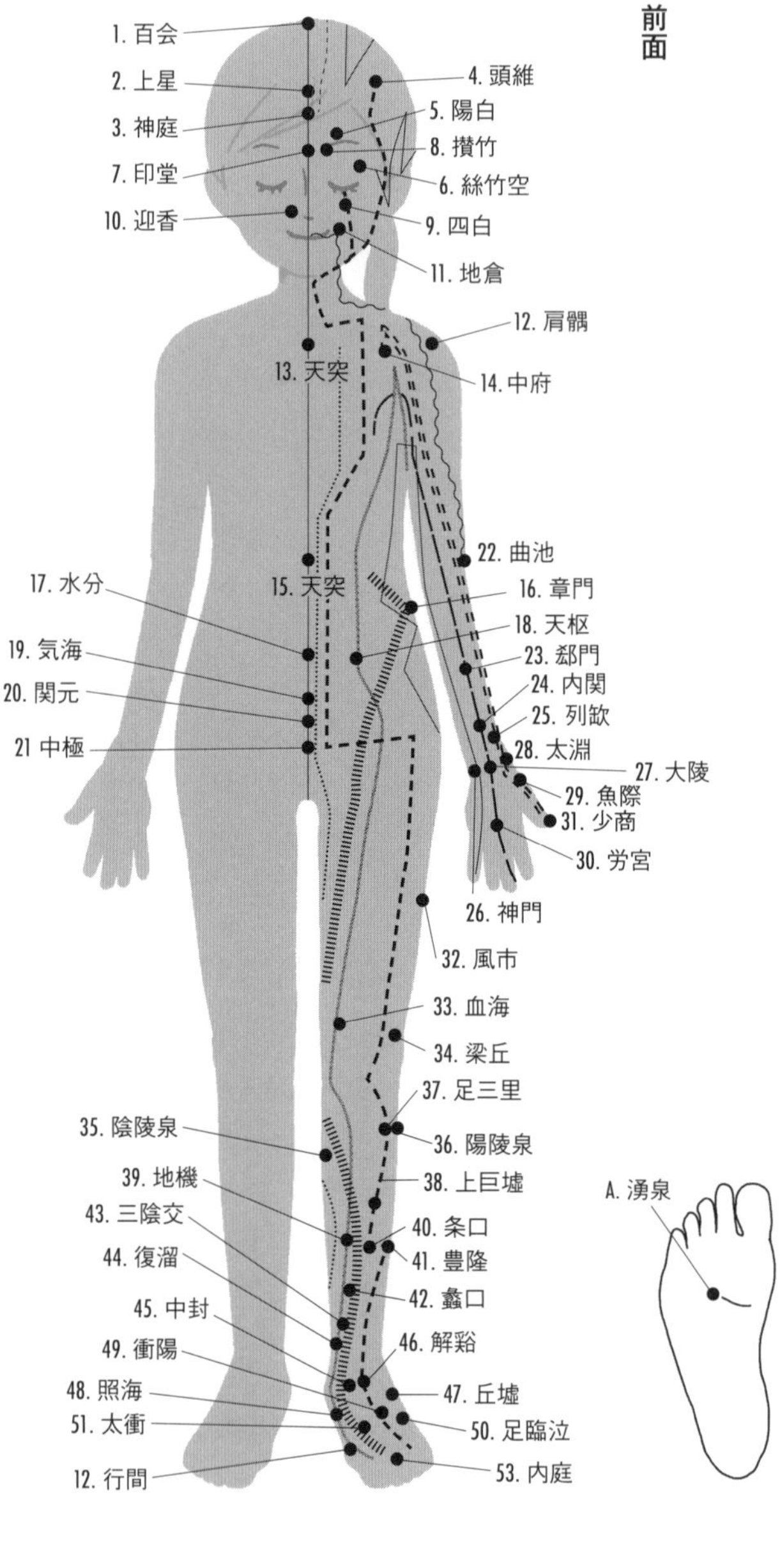
1. 百会
2. 上星
3. 神庭
4. 頭維
5. 陽白
8. 攅竹
7. 印堂
6. 絲竹空
10. 迎香
9. 四白
11. 地倉
12. 肩髃
13. 天突
14. 中府
22. 曲池
17. 水分
15. 天突
16. 章門
18. 天枢
19. 気海
23. 郄門
24. 内関
20. 関元
25. 列欠
28. 太淵
21 中極
27. 大陵
29. 魚際
31. 少商
30. 労宮
26. 神門
32. 風市
33. 血海
34. 梁丘
37. 足三里
35. 陰陵泉
36. 陽陵泉
39. 地機
38. 上巨墟
43. 三陰交
40. 条口
41. 豊隆
44. 復溜
42. 蠡口
45. 中封
46. 解谿
49. 衝陽
48. 照海
47. 丘墟
51. 太衝
50. 足臨泣
12. 行間
53. 内庭
A. 湧泉

背面

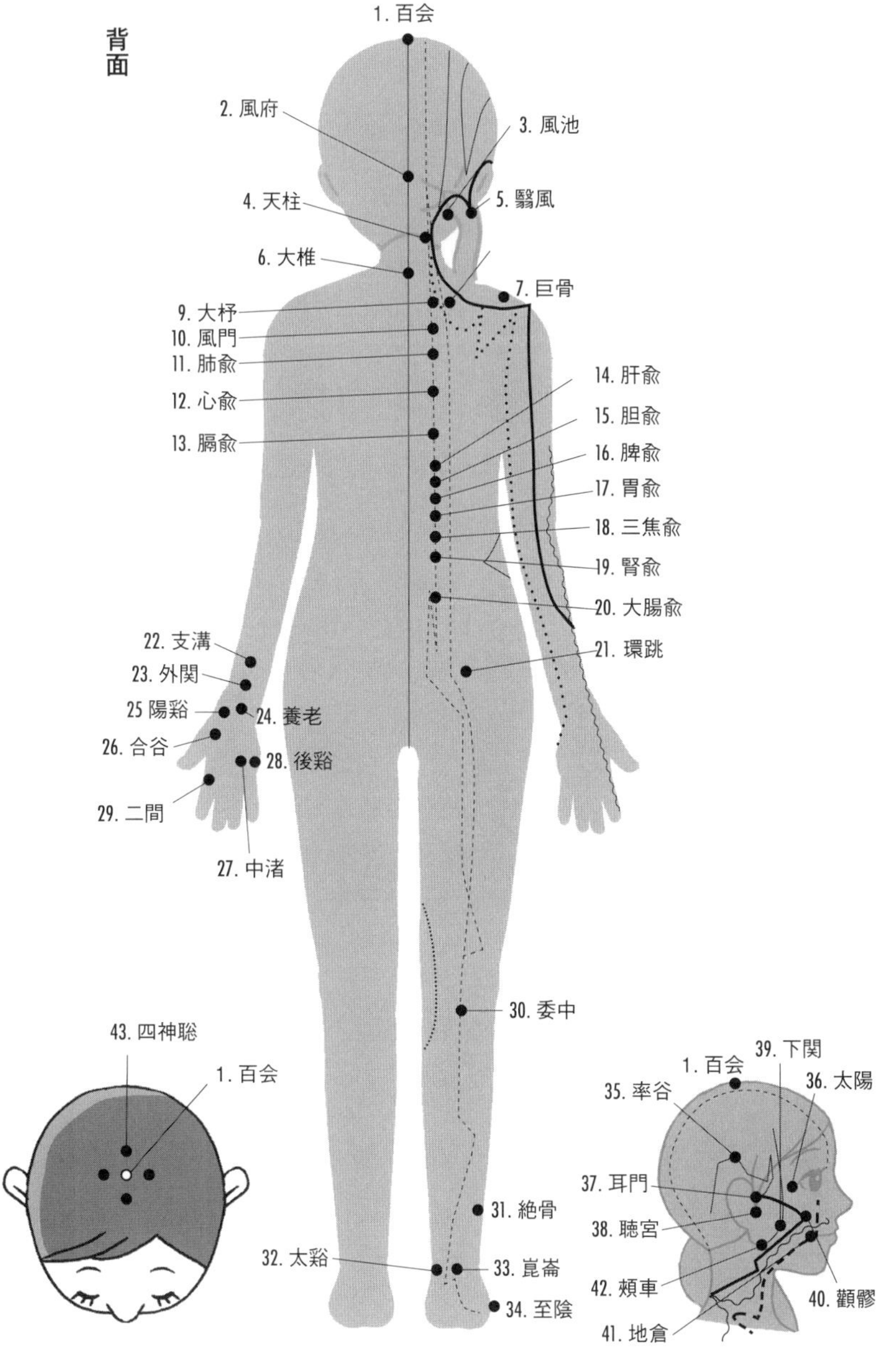
1. 百会
2. 風府
3. 風池
4. 天柱
5. 翳風
6. 大椎
7. 巨骨
9. 大杼
10. 風門
11. 肺兪
12. 心兪
13. 膈兪
14. 肝兪
15. 胆兪
16. 脾兪
17. 胃兪
18. 三焦兪
19. 腎兪
20. 大腸兪
21. 環跳
22. 支溝
23. 外関
25 陽谿
24. 養老
26. 合谷
28. 後谿
29. 二間
27. 中渚
30. 委中
43. 四神聡
1. 百会
31. 絶骨
32. 太谿
33. 崑崙
34. 至陰
1. 百会
39. 下関
35. 率谷
36. 太陽
37. 耳門
38. 聴宮
42. 頰車
40. 顴髎
41. 地倉

28	後谿（こうけい）	流行性感冒、肺炎、頭痛
29	二間（じかん）	便秘など
30	委中（いちゅう）	坐骨神経痛、腰痛、膝の痛み
31	絶骨（ぜっこつ）	肩こり、骨粗しょう症、膝痛、骨壊死
32	太谿（たいけい）	腎疾患、リウマチ、足の冷え、高血圧
33	崑崙（こんろん）	坐骨神経痛、足捻挫、リウマチ、腰痛
34	至陰（しいん）	難産、生殖器系疾患

（顔の側面）

35	率谷（そっこく）	顔面・頸部の神経痛
36	太陽（たいよう）	疲れ目、めまい、頭痛
37	耳門（じもん）	耳病、眼病
38	聴宮（ちょうきゅう）	耳病、結膜炎
39	下関（げかん）	歯痛、顔面神経痛・麻痺
40	顴髎（けんりょう）	顔面神経痛・麻痺、鼻病
41	地倉（ちそう）	顔面神経痛・麻痺、口内炎
42	頬車（きょうしゃ）	歯痛、顔面神経痛・麻痺

（頭頂部）

43	百会（ひゃくえ）	鼻病、痔、高血圧
44	四神聡（ししんそう）	頭痛、高血圧、めまい

（足裏）

A	湧泉（ゆうせん）	疲れ、冷え性、むくみ

全身の主なツボと有効な症状

(背面)

1	百会(ひゃくえ)	鼻病、痔、高血圧
2	風府(ふうふ)	風邪、鼻病
3	風池(ふうち)	鼻病、眼病
4	天柱(てんちゅう)	頭痛、目の疲れ
5	翳風(えいふう)	耳病、片頭痛、顔面麻痺、歯痛、咽頭痛
6	大椎(だいつい)	扁桃炎、咽頭炎
7	巨骨(ここつ)	歯痛、五十肩、上肢の麻痺
8	肩外兪(けんがいゆ)	肩甲骨痛、片頭痛
9	大杼(だいじょ)	肩や背の痛み、喘息、高血圧、甲状腺異常
10	風門(ふうもん)	風邪、呼吸器系疾患、肩こり
11	肺兪(はいゆ)	呼吸器系疾患、肩や背の痛み
12	心兪(しんゆ)	心疾患、呼吸器系疾患
13	膈兪(かくゆ)	消化器系・呼吸器系疾患
14	肝兪(かんゆ)	肝疾患、腰痛、眼病
15	胆兪(たんゆ)	眼病、十二指腸炎
16	脾兪(ひゆ)	胃疾患、糖尿病
17	胃兪(いゆ)	胃疾患
18	三焦兪(さんしょうゆ)	腎疾患、腰痛、糖尿病
19	腎兪(じんゆ)	腎臓・膀胱・生殖器・消化器・呼吸器疾患
20	大腸兪(だいちょうゆ)	大腸疾患、皮膚病、腰下肢疾患
21	環跳(かんちょう)	坐骨神経痛、下肢麻痺
22	支溝(しこう)	嘔吐、心臓病、めまい、上肢の神経痛・麻痺
23	外関(がいかん)	手関節炎、リウマチ
24	養老(ようろう)	手関節リウマチ、上肢神経痛、老化防止
25	陽谿(ようけい)	手関節リウマチ、麻痺
26	合谷(ごうこく)	眼病、高血圧、鼻病、頭痛、歯痛
27	中渚(ちゅうしょ)	薬指の麻痺、神経痛、歯肉炎

終わりに

鍼《はり》の施術で痛みが取れ、病気が治ったときの患者さんの笑顔は、実に朗らかです。その笑顔を向けてもらえることが、私にとって最高に嬉しいことです。それが私の仕事の成果だと思います。

その一方で、日本では鍼の効果や中医学について、残念ながら知らない人が多くいます。「鍼は恐い」「中医学は古い」という先入観を取り払い、鍼の効果や中医学の理論を知っていただけるように、引き続き努力したいと思います。また、個人の鍼灸院《しんきゅういん》を訪ねるのに抵抗がある初心者の方も、鍼灸科が病院にあれば、鍼をより身近に感じられるでしょう。現代医学と中医学の双方を併せ持つ病院が一つでも増えることを願っています。

そして、次世代を担う鍼灸師の育成に力を注ぎたいと考えています。飯田橋に分院を開院したのはそのためです。若い人に正しく「鍼灸三通法」を伝授し、日本と中国の両方の施術を身につけた優秀な鍼灸師を一人でも多く育てたいですね。

それには、私自身もその手本となるように、心と技術を鍛え続けなければなりません。

私の父がそうであったように。父はもう亡くなりましたが、今でも父は私の目の前に立って、私を指導してくれているのです。

このコロナ禍が一日でも早く収束することを祈っています。

最後に、この本の冒頭にある私の歩んだ道のりについては、調布FM放送「気分はいつもブルースカイ」の番組パーソナリティ、峯卓人様と沙木実里様のご協力を仰ぎました。この場で感謝を申し上げます。

2020年12月末日　賀 偉

身近になってきた「漢方薬が買える薬局」主な店舗一覧

北海道	ニホンドウ漢方ブティック札幌大通店	北海道札幌市中央区大通西３丁目７番地	011-200-4193
	薬日本堂札幌北21条店(FC)どさんこ堂	北海道札幌市東区北21条東１-２-25	011-741-4193
	薬日本堂旭川豊岡店	北海道旭川市豊岡４条３-8	0166-31-4193
宮城県	カガエ　カンポウブティック仙台パルコ２店	宮城県仙台市青葉区中央三丁目７番５号	022-263-4193
	漢方薬カワシマ	宮城県大崎市古川北稲葉２-10-50	0229-23-1262
	ヤマト漢方薬局	宮城県石巻市あゆみ野五丁目５番地6	0225-94-6195
	中医学と西洋医学　自然流薬局	宮城県仙台市宮城野区二十人町301-5　アモーロソ仙台駅東101	0120-01-01-08
茨城県	倉持薬局	茨城県古河市本町２丁目７-23	028-032-0047
	スガヌマ薬局	茨城県坂東市岩井4443	0297-35-0003
山梨県	渡辺薬局	山梨県韮崎市若宮１-９-7	055-122-6161
群馬県	星漢堂薬局	群馬県太田市小舞木町303-3	0276-45-5557
長野県	薬日本堂長野店	長野県長野市大字稲葉2058-1	026-223-1193
	トノムラヤ薬局	長野県上伊那郡宮田村3361	0265-85-2106
	株式会社永寿屋本店薬局マーシィー稲田薬局『健幸館』	長野県長野市稲田１-39-1	026-239-6767
千葉県	ニホンドウ　漢方ブティック柏髙島屋店	千葉県柏市末広町３-16	047-148-4193
	ニホンドウ　漢方ブティック千葉そごう店	千葉県千葉市中央区新町1000番地	043-238-1193
	誠心堂薬局 新浦安店	千葉県浦安市美浜１　エルシティ７番館106号	047-305-4193
	よこお薬局	千葉県松戸市新松戸南１-151	047-345-4362
	誠心堂薬局 船橋北口店	千葉県船橋市本町７-12-８　プラノービル１Ｆ	047-426-4193
	誠心堂薬局 津田沼店	千葉県習志野市谷津７-７-１ Loharu津田沼１Ｆ	047-493-1493
	千葉漢方薬局	千葉県千葉市中央区本千葉町７-8	043-225-3330
	有限会社　クスリのらくだ	千葉県野田市花井１-21-18	04-7125-3227
	誠心堂薬局	千葉県市川市南行徳３-18-23	0473002293
埼玉県	薬日本堂川越店	埼玉県川越市大字藤間721-10	049-245-4193
	中医薬房イスクラ漢方堂	埼玉県川越市脇田町105　アトレマルヒロ６Ｆ	049-299-5374
	春日部第一薬局	埼玉県春日部市谷原２-７-16	048-761-2030
	フジイ薬局門井店	埼玉県行田市門井町３-２-39	048-577-6633
	いわい薬局	埼玉県さいたま市中央区上落合４-８-2	0120-62-4101
	漢方薬膳サロン　ウエマツ薬局	埼玉県川越市砂新田２-８-7	049-245-6637
	弘静堂薬局	埼玉県東松山市松葉町３-12-43	049-324-7141
東京都	イスクラ薬局新宿店	東京都新宿区新宿１-９-１ 第二タケビル１Ｆ	03-3351-9886

東京都	漢方の松澤薬局	東京都葛飾区亀有３-３-10	03-3602-9120
	誠心堂薬局 西葛西店	東京都江戸川区西葛西５-４-６　アールズコート１F	03-5878-8940
	ニホンドウ　漢方ブティック品川本店	東京都港区高輪３-25-29前川ビル１F	03-5420-4193
	イスクラ薬局六本木店	東京都港区六本木７-３-４　栗山ビル２F	03-3478-4382
	Xiang 中医アロマ&漢方サロン	東京都渋谷区恵比寿南３－２－11	03-6303-1417
	ニホンドウ　漢方ブティック東急プラザ渋谷店	東京都渋谷区道玄坂１-２-３	03-5422-3080
	漢方薬局　太陽堂	東京都新宿区愛住町19-16富士ビル２階	03-3356-7997
	ニホンドウ　漢方ブティック京王新宿店	東京都新宿区西新宿１-１-４	03-5339-1693
	漢方専科　友和堂薬局	東京都杉並区阿佐谷北４-７-９ 冨美屋ビル１F	03-3339-7233
	ニホンドウ　漢方ブティック玉川髙島屋S・C店	東京都世田谷区玉川３-17-１	03-5797-1093
	誠心堂薬局 三軒茶屋店	東京都世田谷区太子堂４-22-12　EDOビル１・２F	03-3410-9393
	メディスン和田	東京都世田谷区池尻４－38－13	03-3421-6220
	カガエ　カンポウブティックパルコヤ 上野店	東京都台東区上野３丁目24番６号	03-5846-3100
	ハッ目鰻本舗	東京都台東区浅草１-10-４	03-3845-4391
	誠心堂漢方館・浅草雷門店	東京都台東区浅草１-35-２　ウィン浅草１F	03-5811-1993
	ハッ目漢方薬局<浅草店>	東京都台東区雷門１-16-７	03-3842-0541
	誠心堂薬局 蒲田店	東京都大田区西蒲田７-68-１ グランデュオ蒲田西館８F	03-6424-5798
	誠心堂漢方館・銀座店	東京都中央区銀座４丁目10-１　銀座AZAビル １F・B1	03-6278-8693
	イスクラ薬局日本橋店	東京都中央区日本橋２-15-３　ヒューリック江戸橋ビル１F	03-3273-7331
	カガエ　カンポウブティック日本橋髙島屋S.C.店	東京都中央区日本橋二丁目５番１号	03-6281-9658
	イスクラ薬局中野店	東京都中野区中野３-34-４	03-3382-7950
	漢方サロン　こころ	東京都町田市原町田６-１-６　町田マルイ６F	042-851-8123
	同仁堂薬局	東京都豊島区南池袋１-28-１　西武百貨店池袋本店７F	03-5949-2729
	誠心堂薬局 自由が丘店	東京都目黒区自由が丘２-13-４ リバティビル１F	03-3718-4193
	誠心堂薬局 学芸大学店	東京都目黒区鷹番３-１-５　グリーンアース１F	03-5768-4193
	吉祥寺東西薬局	東京都武蔵野市吉祥寺南町２－６－７	0422-47-9646
	ニホンドウ　漢方ブティック伊勢丹立川店	東京都立川市曙町２-５-１	042-540-2013
神奈川	ニホンドウ　漢方ブティック横浜髙島屋店	神奈川県横浜市西区南幸１-６-31	045-325-4193
	開気堂薬局	神奈川県金沢区谷津町363-１ エクセル文庫１F	045-790-5691
静岡県	小島薬局本店	静岡県沼津市西沢田335-１	055-926-8866
	医心堂薬局	静岡県静岡市葵区紺屋町５-10	054-252-9559

静岡県	川口漢方薬局	静岡県静岡市清水区中之郷１-４-18	0543458991
愛知県	カガエ　カンポウブティック名古屋ゲートタワーモール店	愛知県名古屋市中村区名駅１-１-３	052-589-3737
	漢方の吉兆堂薬局	愛知県豊橋市西小鷹野３-12-2	0532-61-8661
	深谷薬局養心堂	愛知県刈谷市池田町２-201	056-623-6089
	自然の薬箱漢方相談薬局	愛知県名古屋市千種区今池１-２-７	052-734-3004
	健康工房　和み人	愛知県高浜市本郷町６-３-３	056-691-2217
	ジロードラッグしみん薬局	愛知県半田市天王町１-５-１	056-921-6175
	林薬局	愛知県瀬戸市陶原町４-31	056-182-2954
	福井薬局	愛知県名古屋市南区柴田本通２丁目16番地の1	052-611-5468
富山県	ひらた資生堂薬局	富山県黒部市三日市3204-1	0765-52-0821
石川県	アート薬局	石川県金沢市中橋町11-12	076-233-2406
福井県	虎ノ門漢方堂	福井県越前市京町３-１-26	0778-22-2371
滋賀県	甲賀薬局甲南店	滋賀県甲賀市甲南町野尻499-1	0748-86-5151
京都府	カガエ　カンポウブティック京都河原町店	京都府京都市中京区河原町通蛸薬師上ル奈良屋町299 1F	075-256-8556
	漢方の健伸堂薬局　宇治本店	京都府宇治市小倉町西畑28-5	0774-24-2155
大阪府	道修町漢方薬局	大阪府大阪市中央区道修町２-２-12	06-6231-3609
	ニホンドウ　漢方ブティック梅田阪神店	大阪府大阪市北区梅田１-13-13	06-6345-2458
	漢方の葵堂薬局	大阪府堺市東区日置荘西町４-36-7	072-286-8655
	赤玉漢方薬局	大阪府大阪市生野区新今里４-９-23	066-754-7007
兵庫県	株式会社　サツマ薬局	兵庫県神戸市中央区北長狭通７丁目３-10	078-341-2283
広島県	株式会社　山坂薬局	広島県安芸郡府中町浜田本町３-25	082-298-7744
	薬局アップルファーマシー	広島市南区段原南２丁目12-28	082-263-8168
	漢方の千幸堂薬局	広島市西区己斐本町２-１-１-102	082-507-3393
福岡県	株式会社　元氣創造ひがしやま	福岡県みやま市瀬高町長田805-1	0944-62-2866
	松仙堂薬局	福岡県福岡市東区香椎駅前２丁目12番33号	0926-62-5050
	わきぞの薬局	福岡県北九州市八幡東区枝光４-１-19	093-663-1101
佐賀県	株式会社 馬場薬局	佐賀県唐津市千代田町2583-33	0955-72-4931
宮崎県	安田薬局＆Co.	宮崎県東臼杵郡門川町東栄町２-４-14	0982-63-1528
熊本県	漢方相談処　くすりの白十字	熊本県八代市海士江町2820-2	0965-34-1438

※当編集部の独自調査による漢方薬局様の一覧です。漢方製剤、生薬、定休日、営業時間等についてのお問い合わせは、直接各薬局様にお問い合わせください。当編集部では漢方等に関するお取次ぎやご質問への回答は一切しておりません

●リストはHPで適宜更新を行っていく予定です

ごくう web

https://web.goku-books.jp/

●アクセス・経路のご案内

各お店への移動は「乗換案内」で検索可能です。
以下に、電話番号を入力ください。
アクセス方法が検索でき、行き方がご案内できます。

乗換案内

https://www.jorudan.co.jp/norikae/

乗換案内 for iOS

乗換案内 for Android

賀偉

中国・北京生まれ。

北京中医学院（現・北京中医薬大学）卒業。

中国初の「鍼灸国医大師」である父・賀普仁に師事。

東京医科歯科大学大学院で漢方を専攻。早稲田医療専門学校卒業。厚生省（現・厚生労働省）の鍼灸資格取得。2001 年に精誠堂鍼灸治療院を開院。世界中医薬学会連合会理事。日本鍼灸三通法研究会会長。

「TOP CHINA」（中国政財界のエリート誌）において名医として紹介される。

2011 年 6 月福島県避難所ボランティア鍼灸治療。

鍼灸師向け鍼灸勉強会なども開催。

東京都内の診療所にはスポーツ選手や文化人も多く来院し、患者からの信頼も篤い。

賀偉精誠堂鍼灸治療院
TEL：03-6802-5937
https://seiseido-shinkyu.com/

コロナウイルスの感染や重症化を未然に防ぐ！

悟空出版

二〇二一年一月八日　初版第一刷発行

著者　賀偉（がい）
編集人　井上佳国
発行人　佐藤俊和
発行所　株式会社悟空出版
〒一六〇-〇〇二二東京都新宿区新宿二-三-一一
編集・販売：〇三-五三六九-四〇六三
ホームページ　https://www.goku-books.jp

印刷・製本　印刷・製本　倉敷印刷株式会社

装丁　二神さやか
イラスト　藤井昌子
写真（著者）　藤村徹
本文DTP　川崎和佳子（デジタルライツ）

Printed in Japan　ISBN 978-4-908117-77-0 C0047